DU

VÉSICATOIRE CANTHARIDÉ

ET DES PRÉVENTIFS

DU

CANTHARIDISME RÉNO-VÉSICAL

PAR

Jules RIBES

DOCTEUR EN MÉDECINE DE LA FACULTÉ DE PARIS
Médecin stagiaire au Val-de-Grâce

PARIS

ALPHONSE DERENNE

52, Boulevard Saint-Michel, 52

1881

DU

VÉSICATOIRE CANTHARIDÉ

ET DES PRÉVENTIFS

DU

CANTHARIDISME RÉNO-VÉSICAL

PAR

Jules RIBES

DOCTEUR EN MÉDECINE DE LA FACULTÉ DE PARIS
Médecin stagiaire au Val-de-Grâce

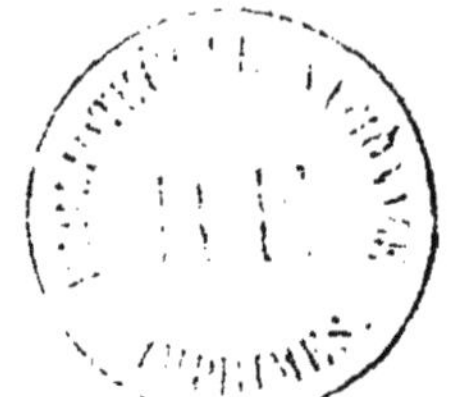

PARIS

ALPHONSE DERENNE

52, Boulevard Saint-Michel, 52

1881

A LA MÉMOIRE DE MA GRAND'MÈRE

A LA MÉMOIRE DE MON AMI ANTONIO DOUAY

A MON PÈRE, A MA MÈRE

Hommage de piété filiale

A MES FRÈRES, A MES SOEURS

Un même amour nous unit

A MES ONCLES

AUGUSTE RIBES, LOUIS RIBES

Reconnaissance éternelle

A MA TANTE

MADEMOISELLE ÉLISE RIBES

A MON COUSIN

M. LE Dr PAUL FABRE DE COMMENTRY

A MES PARENTS, A MES AMIS

A MES MAITRES

A MON PRÉSIDENT DE THÈSE

M. LE PROFESSEUR PETER

VÉSICATOIRE CANTHARIDÉ

ET DES PRÉVENTIFS

DU CANTHARIDISME RÉNO-VÉSICAL

AVANT-PROPOS

Tous les praticiens connaissent les avantages qu'on peut espérer de l'application des vésicatoires cantharidés, sur les diverses parties de la surface extérieure du corps humain ; tous savent aussi que leur emploi n'est pas exempt d'accidents fâcheux, lors même qu'ils sont bien indiqués et qu'on ne les a pas inconsidérément prodigués.

Parmi ces inconvénients, il en est un qui a plus spécialement fixé leur attention. Nous voulons parler des effets des cantharides sur les organes génito-urinaires, phénomènes compris depuis les travaux de Bouillaud, sous la dénomination de cantharidisme réno-vésical.

Nous ferons remarquer, dès le début de ce travail, que cette excitation particulière, portant sur les organes excréteurs de l'urine, est d'une rareté extrême, et non comme on l'a cru pendant longtemps, et comme le croient encore quelques praticiens, la conséquence habituelle de leur application.

C'est précisément leur peu de fréquence, comme nous le verrons plus tard, qui permet de se rendre compte de la confiance illimitée, accordée par leurs inventeurs à la plupart des moyens préventifs, et de la vogue plus ou moins grande dont ils ont joui, à leur apparition dans la pratique.

Beaucoup de malades, en effet, et c'est l'immense majorité, échappent à cette excitation ; et parmi ceux qui la subissent, on pourrait facilement établir deux catégories. Certains, et c'est le plus petit nombre, la subissent d'emblée, et dès la première application, elle prend chez eux un caractère d'intensité extrême. Plus tardive chez les autres, elle ne se montre d'habitude que dans le cas où plusieurs vésicatoires ont dû être appliqués coup sur coup, et sur la même région.

Toujours est-il, que lorsqu'elle se produit, cette perturbation des fonctions du rein et de la vessie, se décèle par la présence de l'albumine dans les urines, en même temps que par un état inflammatoire aigu du col vésical : cystite et néphrite le plus souvent et fort heureusement passagères, que caractérise une dysurie tantôt légère, tantôt assez profonde pour rendre la miction tout à fait impossible.

Vivement contrariés par ces accidents, qui pouvaient dans quelques circonstances passer pour de véritables complications, les praticiens se sont de tout temps efforcés de soustraire leurs malades à la nocive influence des cantharides.

La liste serait longue des moyens préconisés et employés d'ordinaire, pour répondre à l'indication pressante qui s'imposait quelquefois.

L'utilité des uns est contestable ; celle des autres ab-

solument nulle. Parmi les nombreux agents, lancés dans la
pratique, qui ont par leur efficacité plus ou moins grande
fixé l'attention des praticiens, le camphre est, sans contre-
dit, celui auquel ils ont, à toutes les époques, accordé le
plus de confiance.

Cette confiance toute particulière que semblent encore
lui accorder quelques médecins nous avait depuis longtemps frappé, non moins que l'insistance avec laquelle ils
recommandent son emploi. Nous ne pouvons à ce propos
nous reporter à nos premières années d'études médicales,
sans que ce souvenir ne se présente vivant à notre esprit.
Que de fois, en effet, n'avons-nous pas vu nos maîtres
dans les hôpitaux, indiquer avec un soin particulier l'addition d'une forte dose de camphre en poudre sur les vésicatoires avant l'application !

Que de fois aussi ne les avons-nous pas vus adresser les
plus vifs reproches à ceux d'entre nous qui, par une négligence coupable, avaient oblié la recommandation.

Nous avions d'un autre côté, dans maintes circonstances,
entendu d'illustres médecins refuser au camphre toute valeur préventive, et proclamer son inanité comme celle de
tous les autres préventifs tant vantés. Aujourd'hui même
encore, demandant leur avis à des hommes, essentiellement
remarquables par leur longue expérience, nous rencontrons
partout cette diversité d'opinions. Mal fondée par les uns,
reconnue par les autres, il en est qui, tout en accordant
au camphre une valeur plus que médiocre, par respect
quelquefois pour un nom célèbre, le plus souvent par
crainte de déplaire aux malades, s'empressent de recourir
à cet agent, qui, il faut bien le dire, passe pour jouir

de propriétés merveilleuses dans beaucoup de campagnes.

Surpris à bon droit par ces avis contraires, en même temps que frappé de la rareté des accidents à la suite de l'application du camphre, nous nous sommes demandé quelle réelle valeur devait lui être accordée dans les faits rapportés.

Nous nous sommes dans ce but livrés à de nombreuses observations recueillies dans divers hôpitaux de Paris et de Montpellier, aussi bien que dans la pratique civile, puissamment secondés dans notre travail par M. le docteur Paul Fabre de Commentry (Allier) à qui nous sommes heureux d'exprimer ici toute notre reconnaissance.

Avant d'entrer en matière, qu'il nous soit permis d'exposer le plan que nous avons résolu d'adopter.

Il comprend six chapitres.

Le chapitre Ier sera consacré aux divers moyens employés, en dehors du camphre pour prévenir les accidents de cantharidisme.

Le chapitre II à l'histoire du rôle qu'a joué dans la pratique, le camphre comme préventif.

Le chapitre III à l'appréciation des raisons invoquées par les praticiens pour justifier son emploi.

Le chapitre IV à l'exposé des faits recueillis par nous, et des déductions naturelles qui en découlent.

Le chapitre V aux divers modes d'emploi du camphre comme préventif.

Le chapitre VI à l'étude des mesures prophylactiques, capables de diminuer le nombre des accidents réno-vésicaux.

Nous terminerons enfin par nos conclusions.

CHAPITRE I

DES DIVERS MOYENS, AUTRES QUE LE CAMPHRE, EMPLOYÉS
POUR PRÉVENIR LES ACCIDENTS DE CANTHARIDISME, OBSERVÉS
A LA SUITE DE VÉSICATOIRES CANTHARIDÉS.

Les praticiens, disions-nou   sont de tout temps efforcés de soustraire leurs mal   s à l'influence nocive des
cantharides ; parmi les moyens prônés tour à tour il nous
paraît que les modifications successives apportées dans la
préparation du vésicatoire cantharidé, peuvent être considérées, à juste titre, comme les plus rationnels, car elles
ont contribué d'une manière certaine à la diminution des
accidents.

Passons en revue, d'une façon rapide, les principales de
ces modifications.

Le moyen le plus ordinaire dont on se servait autrefois
pour établir la vésication à l'aide des cantharides, était
l'emplâtre cantharidé, dont la formule, d'après le Codex,
consistait dans un mélange de trois parties de poix blanche,
une de térébenthine, deux et quart de cire jaune que l'on
faisait fondre ensemble, que l'on passait et que l'on plaçait
sur le feu en y ajoutant une partie de cantharides en poudre très fine que l'on y mêlait bien ; on en faisait des
cylindres roulés plus ou moins gros, et où les cantharides
formaient environ le sixième du poids.

C'est de ces emplâtres qu'on se servait le plus ordinairement dans la pratique comme vésicant, en ayant le soin d'appliquer sur eux (d'après la recommandation expresse du Codex), une couche de cantharides en poudre, au moment de les employer.

L'adjonction de cette nouvelle couche de cantharides en poudre était faite dans un but excellent. On se proposait, en effet, de produire une vésication plus prompte et plus abondante ; mais à côté d'un bien, pour remédier à l'insuffisance d'action de l'emplâtre, on faisait naître un mal. Cette espèce d'emplâtre présentait plusieurs inconvénients : 1° la poudre de cantharides n'était pas régulièrement répartie, entassée dans un point, nulle ou à peu près absente dans d'autres ; 2° cette poudre donnait à l'emplâtre une certaine sécheresse qui le faisait adhérer aux parties d'une façon incomplète, et qui l'empêchait de se mouler sur les reliefs, d'avoir une action moins égale ; plus vive dans certains points, là où l'emplâtre était le mieux appliqué ; nulle dans d'autres ; 3° enfin, et le plus grand des inconvénients, c'était le contact de cette poudre avec les bouches des lymphatiques, d'où résultaient une absorption rapide et l'apparition plus fréquente de ces accidents.

Les praticiens le virent si bien, qu'ils finirent par rejeter cette méthode défectueuse, et s'efforcèrent d'y remédier en cherchant un agent qui réunit les avantages des vésicatoires ordinaires, sans en offrir l'action nuisible.

Leurs recherches restèrent longtemps infructueuses, du moins pour le plus grand nombre ; enfin, un moyen fut trouvé qui réunit tous les bons effets que l'on pouvait attendre des vésicatoires, sans qu'on eût désormais à redouter les dangers que ceux-ci offraient parfois.

L'un d'eux eut l'idée de mettre une dose plus grande de poudre de cantharides dans la composition de l'emplâtre, de manière qu'il eût assez de force, pour n'avoir pas besoin d'en ajouter au dehors ; et M. Lecomte, pharmacien de Paris, l'inventeur de ce nouvel emplâtre, eut, dit Mérat, l'idée plus profitable encore pour lui, de donner le nom de vésicatoire anglais (il assurait en tenir la formule d'un médecin anglais) à cette nouvelle composition, ce qui lui procura un débit considérable ; d'autant que, comme d'usage, il fit un secret de leur mode de préparation.

Les effets en furent excellents. On vit subitement les accidents diminuer de fréquence, et M. le docteur Louyer-Villermay fut l'un des premiers à appeler l'attention des gens de l'art sur ce nouvel emplâtre et sur ses avantages.

Longtemps et malheureusement, l'auteur, comme nous le disons plus haut, en cacha la préparation sous un voile plus profitable que glorieux ; il en résulta de graves incon-vénients : il nécessitait, en effet, des déplacements souvent considérables, et toujours nuisibles aux intérêts des mala-des, parce que l'application de cet irritant pouvait ainsi être très différée ; il était, en outre, beaucoup plus cher que les vésicatoires ordinaires, et ne se trouvait en quelque sorte qu'à Paris, et encore chez un seul pharmacien, ou chez un petit nombre ; enfin, il offrait un médicament que le médecin n'employait toujours qu'avec répugnance, parce qu'il en ignorait la composition.

Pour faire cesser cet état de choses, Louyer-Villermay s'efforça deconnaître la préparation de ce vésicatoire ; les entatives qu'il fit dans cette intention, secondées par l'appui qu'il trouva auprès de quelques pharmaciens instruits, se virent couronnées d'un plein succès. Le vésicatoire de Lecomte fut parfaitement connu et put être facilement imité. Celui-ci contenait des mouches de cantharides ; on les apercevait distinctement à l'œil, et surtout à l'aide d'une loupe. Ce qui lui assurait un mode d'action particulier et très avantageux, c'était certainement la réduction des cantharides en une poudre presque impalpable, et leur incorporation dans l'emplâtre lui-même. Elles y étaient incarcérées, inhérentes ; tandis que dans les vésicatoires ordinaires, la poudre de cantharides était grossière, en liberté, et par là même, snsceptible d'être absorbée, aussitôt qu'elle était mise en contact immédiat avec les lymphatiques.

D'un autre côté si on négligeait de saupoudrer de cantharides les vésicatoires préparés d'après la formule du Codex on n'obtenait le plus souvent qu'une rubéfaction de la peau, et non le détachement de l'épiderme, l'ampoule. Louyer-Villermay donna la composition de plusieurs vésicatoires, préparés d'après le principe de celui de Lecomte, et parmi les nombreuses observations, prises par lui dans le cours de sa pratique il en cite une, qui prouve surtout, l'innocuité, en même temps que l'efficacité de ces nouveaux agents.

Nous la reproduisons tout au long ; elle nous servira plus tard, quand nous parlerons de la valeur du camphre comme moyen préventif.

OBSERVATION

Un jeune homme de 18 ans, d'un tempérament sec et nerveux, est atteint de péripneumonie, suite de l'impression du froid. Une forte saignée ne produisit qu'une légère diminution dans l'intensité des symptômes. Le troisième jour je fis appliquer aux cuisses deux vésicatoires camphrés; dans la nuit il survint des douleurs très vives à la vessie et une strangurie des plus prononcées. On associa un looch blanc aux boissons pectorales; le nitre, les cataplasmes et les lavements émollients furent également employés. Le cinquième jour, l'hypogastre devint un peu moins sensible, mais la douleur de côté s'étant exaspérée, je prescrivis sur l'hypochondre droit, au niveau du point douloureux, un très-large vésicatoire préparé d'après ma formule. La vessie était encore très sensible et par conséquent très disposée à recevoir l'impression la plus légère; toutefois il ne se manifesta aucun accident sur les organes génito-urinaires. La péripneumonie parcourut ses périodes avec intensité, mais enfin elle se termina heureusement et la convalescence fut rapide.

Plusieurs praticiens sur la recommandation de Louyer-Villermay employèrent dès lors ces différents modes d'emplâtres cantharidés, et tous leur reconnurent la même utilité; ils gagnèrent à leur emploi : d'abord, d'éviter l'action nuisible sur les organes génito-urinaires; d'éviter encore ces déplacements des vésicatoires anciens, qui par la cantharide et le camphre dont ils étaient saupoudrés étaient sujets à couler et à s'étendre loin du lieu de leur application. Rien n'était plus commun, dit l'auteur plusieurs fois cité, que ces fusées d'irritation et de vésicules produites par le déplacement des cantharides dont étaient saupoudrés les vésicatoires. A côté des modes de préparation introduits dans la pratique par Louyer-Villermay, nous citerons en passant, le vésicatoire perpétuel de Janin qui avait avec ces derniers beaucoup d'analogie dans sa composition. Il était formé d'une partie de poudre de cantharides, d'une demi-partie d'euphorbe, de trois parties de mastic et d'autant de térébenthine. Après qu'on s'en était servi, on le lavait pour le faire servir à de nouvelles applications. Notons aussi que son usage est à peu près abandonné.

Lecomte avait ouvert la voie; Louyer-Villermay s'emparant de sa découverte l'avait vulgarisée pour le profit de tous. On marcha dès lors à grands pas dans le perfectionnement apporté aux préparations vésicantes, et parallélement on vit diminuer le nombre des accidents.

En 1821, d'après le principe de Lecomte, il fut inséré au nouveau Codex un nouvel emplâtre vésicatoire, dit par incorporation. Il consistait à mêler ensemble parties égales d'emplâtre simple, d'axonge et de cantharides en poudre très fine, que l'on incorporait dans les premières substances quand elles étaient liquéfiées.

Mérat, médecin des hôpitaux de Paris, tout en refusant à Lecomte le brevet d'invention (car, dit-il, dans les hôpitaux de Paris on employait depuis déjà longtemps et avec succès un emplâtre sur lequel on ne mettait pas de cantharides), recommande fortement pour l'emploi ordinaire l'emplâtre par incorporation, nom que l'on doit désormais substituer à celui de vésicatoire anglais de Lecomte.

En même temps, pour le rendre plus solide, il propose

d'ajouter de la cire après l'introduction des cantharides. Il ne proscrivait pas absolument les vésicatoires saupoudrés de cantharides de l'ancien Codex, mais leur usage devait en être. d'après lui, seulement limité dans quelques cas, où l'on avait besoin d'une action plus forte, plus rapide, plus douloureuse, comme dans l'apoplexie, paralysie, syncope, etc., etc. L'emploi usuel de ce nouveau mode ne tarda pas à produire les meilleurs résultats, en même temps que l'abandon de l'ancien faisait diminuer la fréquence des accidents.

C'est en vain que Chaumeton prétendait qu'il était infiniment préférable d'employer un emplâtre d'onguent de la mère, de diachylon, ou mieux encore de bon levain que l'on saupoudrait plus ou moins de cantharides, plutôt que d'employer cette composition informe dans laquelle la plus grande portion des cantharides était enveloppée et rendue inerte par des corps gras et résineux.

Aussi Mérat, convaincu de son action efficace, écrivait-il : « Le mode d'action en quelque sorte spécial du vésicatoire cantharidé sur les organes génito-urinaires est trop redouté, peut-être même exagéré par les auteurs. C'est un fantôme contre lequel les médecins ont de tout temps cherché des préventifs. Nous savons maintenant qu'il suffit que la cantharide ne soit pas en contact immédiat avec la peau, pour que cette action n'ait pas lieu, comme on le voit par l'usage du vésicatoire par incorporation, dit anglais. Ils ont été, je le répète, exagérés.

« Pour moi, continuait-il, sans partager l'opinion de Borrichius (Bonnet, Méd. sept., t. VIII, p. 2), qui ne crois pas que les cantharides soient plus nuisibles à la vessie qu'à tout autre organe, je déclare après vingt ans de pratique que je suis encore à voir un de ces résultats, si redoutés des auteurs et si craints des malades. »

De son côté, Alphonse Devergie écrivait : « Dans l'application des vésicatoires recouverts d'une couche de poudre de cantharides, on observait autrefois, et aujourd'hui encore, chez ceux qui se conforment à cette vieille coutume, d'une façon constante, des accidents du côté des organes génito-urinaires. Mais depuis, les onguents vésicatoires sont mieux confectionnés ; les principes de la cantharide y sont mieux incorporés, en sorte qu'on n'est plus obligé de les saupoudrer avec la poudre de ces insectes. On évite sûrement de cette manière leur action énergique sur les organes en question. Et il ajoutait : aussi est-il rare d'employer aujourd'hui les vésicatoires camphrés, quand on se serait bien gardé autrefois de négliger cette précaution, dans le cas où un peu de susceptibilité du sujet pouvait faire supposer et craindre une influence trop directe. »

Bessière, reproduisant les idées de Louyer-Villermay, partage sa manière de voir sur le vésicatoire anglais, et avance que jamais il n'a vu d'accidents sur les organes génito-urinaires causés par ce topique.

Pringle, d'après le même auteur, allait encore plus loin ; enhardi par quelques succès, il osait l'employer dans les affections des reins et de la vessie. Sa pratique fut vivement combattue et qualifiée de dangereuse par quelques auteurs ; mais, dit Bessière, l'absorption de la cantharide suit si rarement l'apposition du vésicatoire, que je crois la pratique de Pringle imitable dans certains cas.

Cette méthode, malgré les dangers qu'elle paraît présenter, fut suivie depuis, et aujourd'hui c'est communément que la cantharide, sous diverses formes, est administrée dans les affections des reins et de la vessie.

A côté de ces préparations dont les effets se firent si bien sentir, on en vit surgir de nouvelles, nombreuses même, qui eurent chacune leur instant de vogue, recommandées par leurs inventeurs.

On pourrait citer l'extrait mou de cantharides, dont le Codex donne la formule. C'est un rubéfiant très énergique, demandant à être manié avec prudence, et qui pour cette raison est peu employé aujourd'hui.

L'extrait éthéré de cantharides, que l'on obtenait sous forme d'une huile verdâtre et épaisse. Ce produit portait encore le nom de vésicatoire Trousseau, nom de son auteur qui l'avait mis dans la pratique. Voici, du reste, comment il l'employait. Il taillait un morceau de papier brouillard de la forme et de la grandeur du vésicatoire qu'il voulait établir, le collait sur une feuille de diachylon, puis il versait quelques gouttes d'extrait, de manière à l'imbiber légèrement, sans toutefois que l'expression pût en faire sortir une seule gouttelette.

Ce vésicatoire était ensuite appliqué sur la peau.

Trousseau démontra par des expériences successives, que l'action des vésicatoires préparés de la sorte n'occasionnait pas d'accidents vers les organes génito-urinaires. A cet avantage il faut ajouter la promptitude et la sûreté de son action, plus grande que pour les autres vésicatoires, puisque cinq heures, quelquefois deux, suffisent pour former de très belles ampoules.

Mais ce produit avait l'inconvénient de perdre de son

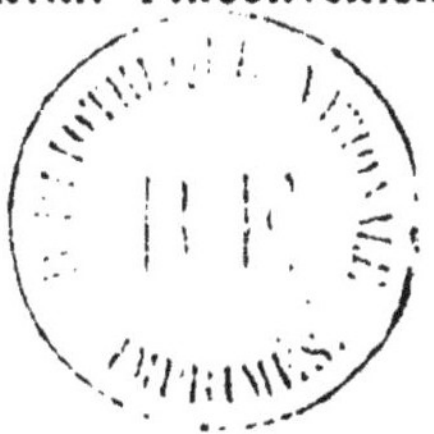

énergie à mesure qu'on le conservait, parce que la cantharidine s'en séparait peu à peu sous forme de cristaux.

L'extrait acétique de cantharides (Ferrari) vint parer à
cet inconvénient. On utilisait son action vésicante, en grais-
sant avec lui un peu de papier avant de l'appliquer sur la
peau.

Sa consistance butyreuse, et surtout la présence de
l'acide acétique, mettaient obstacle à la cristallisation de la
cantharidine et rendaient cette préparation préférable à
l'extrait éthéré.

On imagina de remplacer ces emplâtres par des spara-
draps agglutinatifs rendus vésicants. Voici le nom de quel-
ques-unes de ces préparations qui ont joui et jouissent encore d'une certaine réputation : le taffetas de Guilbert qui
est ainsi composé : écorce de garou divisée, vingt-quatre
parties ; faire bouillir dans quinze cents parties d'eau ; passer au tamis et ajouter à la colature, cantharides en poudre, myrrhe et euphorbe pulvérisée, de chacune vingt-
quatre parties ; faire chauffer jusqu'à ébullition, et évapo-
rer jusqu'à ce que ce mélange ait acquis une consistance
suffisante, pour être étendu, avec un pinceau sur un taffetas. Puis viennent le sparadrap de Boulay dont les effets
parurent encore meilleurs. Quelques praticiens recommandèrent et usèrent avec avantage des taffetas de Cadet
et de Béral ; les préparations vésicantes de Drouot, de Des-
champs, de Thierry (*Bull. thérap.* t. XII, p. 322), bien
supérieures encore aux précédentes, eurent un moment de
vogue, celles surtout d'Henry et Guibourt, qui, d'après ces
auteurs, opéraient avec rapidité, sans douleurs, sans accidents du côté des organes génito-urinaires adhérant à

la peau, et s'adaptant plus exactement aux différentes formes des parties.

Nous ne finirions pas, si nous voulions citer tout au long et épuiser la liste de toutes ces préparations qui ont pu rendre à leurs auteurs (nous voulons bien le croire) de grands services, mais que l'usage n'a pas consacrées ; elles serviraient tout de même à montrer les efforts louables, les tentatives incessantes faites à toutes les époques, dans le but de prévenir ces sortes d'accidents, qui, quoique moins nombreux qu'autrefois, ne sont toujours que trop fréquents.

Tout en leur accordant la supériorité qu'elles méritent ; tout en reconnaissant qu'elles ont puissamment contribué, et qu'elles contribuent encore tous les jours à restreindre le degré de fréquence des accidents cantharidiens sur les organes génito-urinaires, nous ne saurions, comme leurs auteurs, être trop exclusifs.

Pour nous, il n'est pas actuellement de composition cantharidienne, pour si perfectionné que soit le mode de préparation, qui puisse mettre sûrement à l'abri de pareils accidents, ou les prévenir absolument.

La plupart des préparations dont nous venons de parler, sont parvenues jusqu'à nous et sont couramment employées dans la pratique.

La plus fréquemment en usage rappelle par sa composition celle de l'emplâtre par incorporation de Lecomte ; voici la formule qu'en donne le Codex actuel : Résine élémi purifiée 100 grammes ; huile d'olives 40 grammes ; onguent basilicum 300 gr. ; cire jaune 400 grammes ; cantharides en poudre fine 420 grammes. On fait fondre la résine élémi dans l'huile d'olives, on ajoute l'onguent basilicum et la cire jaune ; lorsque la masse est fondue on incorpore les cantharides, et on agite jusqu'à ce que l'emplâtre commence à se figer ; on le coule dans un pot et on conserve pour l'usage.

En parlant du vésicatoire du Codex, nous sommes tout naturellement conduits à dire quelques mots de la méthode de Bretonneau touchant son mode d'application, méthode vantée hautement par son auteur, et par un grand nombre de praticiens distingués. Elle consiste à ne pas appliquer directement le vésicatoire sur la peau, mais à interposer entre la peau et le vésicatoire un papier de soie trempé dans l'huile. Bretonneau prétendait que sa méthode avait le double mérite : d'augmenter l'action du vésicatoire, et de diminuer les inconvénients résultant de son application. Nous admettons sans contester la première partie de cette proposition. Les propriétés chimiques de la cantharide sont parfaitement connues, et sa solubilité dans les corps gras et dans l'huile en particulier très bien admises. En vertu de cette solubilité, le papier huilé interposé ne devait nullement gêner la formation de l'ampoule. Mais il nous sera plus difficile d'admettre, et d'expliquer surtout, la deuxième partie de la proposition, à savoir : que l'interposition de ce papier spécial empêche l'absorption des principes toxiques de la cantharide, et par contre-coup son action nocive sur l'appareil génito-urinaire. Cette méthode eut beaucoup de succès à son apparition ; l'usage s'en répandit vite, et l'on vit les pharmaciens recouvrir les emplâtres vésicatoires avec un papier de soie sans que le médecin l'eût prescrit.

M. Duménil, professeur de pathologie médicale à la Faculté, procalma dans ses cours les avantages du papier huilé de Bretonneau ; et M. Dreyfus, ayant pu, après de nombreuses années, apprécier la valeur de cette méthode, la recommandait à ses confrères, comme un excellent moyen préventif, dans une séance de la Société Médico-Pratique de Paris, le 26 mai 1862. Gubler considère ce moyen comme une faute rationnelle et pratique. Car ce papier, sans empêcher les accidents à cause de la solubilité dans l'huile de la cantharidine, diminue l'effet externe du vésicatoire, restreint son activité vésicante, et équivaut à une réduction de ses dimensions.

Depuis la découverte de Robiquet, la cantharidine n'avait seulement été employée qu'à l'intérieur ; on l'introduisit aussi dans la préparation de certains vésicatoires.

Ils consistaient dans une solution de cantharidine, appliquée sur du taffetas que l'on choisissait le plus souvent de couleur rose. Ce vésicatoire fort propre, et presqu'élégant était une fort bonne préparation qui produisait d'excellents résultats. Il permettait d'obtenir une action vésicante rapide et énergique. Mais il restait à remédier à la volatilité de cette substance, et posséder un médicament toujours actif et toujours énergique. On crut l'avoir trouvé dans les préparations résultant de la combinaison de la cantharidine avec les alcalis. Beaucoup de bruit se fit autour de cette nouvelle invention, et ses auteurs crurent posséder ce qu'on cherchait depuis si longtemps : un médicament constant par son action, en même temps qu'un préventif efficace et sûr.

Cette propriété chimique de la cantharidine de se combiner avec les alcalis était déjà connue, avant que parussent les expériences de Massinger et de Draggendorff,

consignées dans un mémoire paru en 1867. Quelques
praticiens avaient cru remarquer même, que de cette
combinaison du sérum avec la cantharidine, résultait une
innocuité parfaite sur les organes génito-urinaires. Partant
de ce principe, ils expliquaient l'apparition des accidents
par la diminution des propriétés alcalines du sang, et le
retour offensif du principe toxique sur l'appareil uro-poiéti-
que, par l'activité de la sécrétion. Les urates ne se formaient qu'aux dépens de la soude et de la potasse qu'ils
soustrayaient au cantharidate alcalin. Pour remédier à ces
inconvénients, autant que pour restituer à la cantharidine
ses propriétés innocentes, ils n'avaient rien de mieux à
faire que d'administrer les alcalis après l'application du
vésicatoire. C'est ainsi que le docteur Ameuille prescrivait
dans cette intention, de 40 à 60 gouttes de liqueur
de potasse anglaise dans un véhicule approprié, et
M. le Dr Martin-Damourette conseillait pour la même
raison environ dix grammes de bicarbonate de soude à
prendre en solution aqueuse dans la journée.

Voici du reste, comment s'exprimait le docteur Ameuille
sur ce préventif, d'un nouveau genre, devant la Société
Médico-Pratique de Paris, dans les séances du 12 et 26
mai 1862.

« Si les précautions qu'on est le plus vulgairement dans
l'habitude de prendre, et qui consistent, soit à saupoudrer
le vésicatoire d'une couche impalpable de camphre, soit
à répandre sur sa surface une certaine quantité du principe, sous forme de teinture éthérée ; si ces précautions
sont tout à fait insuffisantes, pour sauvegarder certains
sujets prédisposés du contre-coup que l'agent vésicant

ne tarde pas à porter sur leur vessie, il est en pareilles circonstances, un médicament, dont les effets rapides et satisfaisants, méritent d'être particulièrement signalés, c'est la liqueur de potasse de la pharmacopée anglaise.

Pour généraliser, c'est en introduisant dans l'économie, en même temps qu'on la soumet à l'action topique de la cantharidine, un alcalin, et en portant rapidement celui-ci à une dose élevée, qu'on se placera dans les meilleures conditions pour modérer et abattre les phénomènes de cystite et la strangurie dont on redoute la violence. »

Dans les cas de ce genre, où la strangurie était venue, non pas seulement s'ajouter aux souffrances des malades ; mais, où portée à un degré extrême, et provoquant une anxiété insupportable, elle dominait temporairement la scène, M. Ameuille a administré la liqueur de potasse anglaise, à la dose de vingt gouttes dans un verre d'eau. Une amélioration notable s'en est immédiatement suivie.

Après une deuxième, prise une demi-heure après, presque toujours, et constamment, après une troisième à égale distance, il a vu les accidents céder d'une manière complète et définitive. Or il importe de remarquer que dans des conditions étiologiques analogues, les mêmes malades, offrant du côté de la vessie des phénomènes de même nature, n'avaient obtenu aucun soulagement des moyens curatifs habituels, notamment des préparations de camphre et d'opium.

En résumé, se fondant sur les résultats qu'il a observés, M. Ameuille proposait d'administrer la liqueur de potasse avant même que l'action topique du vésicatoire eût atteint sa plénitude, toutes les fois que la susceptibilité du sujet, ou bien le nombre des vésicatoires qui doivent lui être appliqués coup sur coup, donnent à redouter quelque perturbation dans les fonctions génito-urinaires.

C'est aussi l'opinion de M. Mercier, qui dit qu'administrée de bonne heure, la potasse neutralise l'action que le principe irritant, encore contenu dans le torrent circulatoire, est sur le point d'exercer sur la substance rénale et sur tout l'appareil urinaire.

La potasse est tolérée sans peine par l'organisme, il y aurait donc lieu, toutes les fois qu'on redoute la cystite cantharidienne, d'administrer ces alcalins à haute dose et préventivement. Ainsi pense M. Perrin, qui recommande également la liqueur de potasse, et les alcalins en général.

Cette manière de voir, de ces divers auteurs, reposait sur une base erronée, savoir : l'inertie du cantharidate alcalin.

MM. Delpech et Guichard, en effet, s'inspirant des expériences de Massinger et Duggendorff, démontrèrent la propriété vésicante, de cette combinaison nouvelle, toute au moins égale, sinon supérieure aux anciennes préparations officinales. M. Delpech observa le fait sur lui-même, puis sur quelques-uns de ses amis, en employant à titre d'essai de petites rondelles d'une sorte de taffetas vésicant qu'il préparait pour cet usage, avec une solution titrée de cantharidate de potasse. Gubler répéta ses expériences sur une plus grande échelle à l'hôpital Beaujon, avec les préparations diverses que M. Delpech avait bien voulu mettre à sa disposition ; et il s'assura que le composé de potasse et de soude, quelle que soit la dénomination qu'on veuille lui imposer, ne le cédait en rien, comme puissance irritante, à

la cantharidine libre, incorporée dans la masse emplasti
que des vésicatoires ordinaires.

Enfin, en 1809, MM. Delpech et Guichard présentèrent
à la Société de thérapeutique le nouveau vésicatoire dont
le principe actif était constitué par le cantharidate de
potasse.

Voici la composition qu'ils en donnèrent :

Gélatine blanche 2 grammes ; eau distillée 100 grammes ; alcool 100 grammes ; cantharidate de potasse 2 grammes.

On étend ensuite ce liquide d'une manière uniforme,
avec un pinceau, soit sur un taffetas gommé, sur la gutta-
percha en feuilles minces, ou sur du sparadrap au besoin,
de façon à ce que chaque décimètre carré contienne 1 cen-
tigramme de cantharidate de potasse.

Ces vésicatoires, d'après Trousseau et Pidoux, produisent une action très active qu'on peut augmenter en aug-
mentant la dose du cantharidate. Pour faciliter l'application du vésicatoire, il suffit d'humecter légèrement avec de
l'eau la partie où l'on veut produire la vésication.

Ayant remarqué la diminution des accidents par l'emploi de cet agent, les auteurs l'attribuaient à la non absorption du cantharidate de potasse à cause de l'enduit grais-
seux qui recouvre la peau. En admettant que le cantharidate fût insoluble dans les corps gras, et que son action
vésicante n'eût pas besoin de dissolvant pour se produire,
il faut reconnaître qu'il est dissous le plus souvent dans un
liquide convenable ; et fût-il employé en cristaux, ceux-ci
ne tarderaient pas à se dissoudre dans le sérum du vésicatoire, et de là, seraient facilement absorbés.

On peut juger par ce qui précède de la valeur préventive de ce nouvel agent, qui devait, d'après ses auteurs, produire des effets si merveilleux. Vivement défendu par Martin-Damourette, non moins vivement combattu par Gubler, son usage, quoique peu répandu, n'a pas été complètement abandonné. Sans vouloir nier ici les services qu'il a pu rendre à quelques praticiens ; sans mettre en doute les faits cités par MM. les docteurs Ameuille, Mercier, etc., nous croyons que leurs observateurs se sont trompés sur leur signification. L'action vésicante du cantharidate de potasse étant parfaitement reconnue, nous dirons avec le célèbre professeur de thérapeutique : ce n'est pas à l'introduction de la potasse dans la masse emplastique du vésicatoire, pas plus qu'à son introduction dans l'organisme, avant ou après l'application, qu'on doit attribuer le peu de fréquence relative des accidents observés ; mais plutôt à leur rareté absolue, comme nous l'avons déjà dit, et comme nous le montrerons plus loin par nos observations.

Par conséquent les prétentions avancées par le D' Ameuille étaient mal fondées, et la valeur préventive accordée aux liqueurs alcalines égalait celle des préparations vésicantes tant vantées par leurs inventeurs et dont nous avons déjà parlé.

Cette appréciation nous dispensera de nous étendre sur la valeur d'un nouvel emplâtre vésicant, auquel son auteur attribue, comme toujours, des propriétés particulières, et bien supérieures aux préparations cantharidiennes employées jusqu'ici pour produire la vésication.

La découverte en appartient à M. Guyot Dannecy, médecin des hôpitaux civils de Bordeaux qui, comme on va le voir, ne fait que reproduire, ce qu'avaient fait avant lui MM. Delpech et Guichard, en inventant le vésicatoire au cantharidate de potasse.

Le principe est le même : c'est la neutralisation de l'influence nocive de la cantharidine sur les organes génito-urinaires, par l'addition d'un alcalin.

Dans le vésicatoire de Guyot Dannecy, le bicarbonate de soude, dont on saupoudre le vésicatoire avant l'application, remplace la potasse administrée à l'intérieur par Ameuille et Martin-Damourette.

Voici ce qu'en dit son auteur. *Bulletin de thérapeutique*, année 1879, page 28.

« L'habitude de camphrer les vésicatoires, dans le but de soustraire les malades aux accidents causés par l'absorption de la cantharidine, donne lieu journellement à de nouvelles défections. Tous les jours nous sommes témoins que l'application de vésicatoires d'un peu d'étendue, et camphrés avec le plus grand soin, provoquent des accidents quelquefois très douloureux. D'où il ressort bien évidemment que le camphre ne s'oppose nullement aux accidents de l'absorption de la cantharidine. Je viens soumettre à l'appréciation des praticiens une addition bien plus certaine que celle du camphre : c'est l'emploi du bicarbonate de soude, ou du carbonate de soude effleuré. Voici comment je procède :

L'emplâtre vésicant une fois étendu suivant les dimensions indiquées, et saupoudré avec un mélange, fait à parties égales de carbonate de soude et de cantharides en poudre grossière, on l'applique fortement avec la paume de la main, pour que la cantharide reste adhérente à l'emplâtre, le tout est ensuite recouvert d'un papier huilé.

Depuis que j'ai adopté cette formule d'une façon exclusive, je n'ai jamais eu à enregistrer une seule plainte (quelle qu'ait été la surface du vésicatoire prescrit), et j'ai constaté au contraire une plus grande célérité dans l'action vésicante. S'est-il formé un cantharidate alcalin ? Cette hypothèse est acceptable ; elle est même probable ; mais quelle que soit la combinaison qui ait pris naissance, elle ne saurait infirmer un fait incontestable : que l'addition d'un sel alcalin s'oppose aux accidents de l'absorption de la cantharidine. »

Dans l'exposé rapide des divers moyens employés pour prévenir les accidents causés par les cantharides sur les organes génito-urinaires, ce n'est pas sans intention que nous avons réservé pour la fin l'étude du camphre ; c'est à cause de l'importance plus grande qui s'attache à ce médicament, et des développements que nécessite l'appréciation de sa valeur préventive. Et d'abord montrons quel a été son rôle dans la pratique, comme préventif.

CHAPITRE II

Avant d'apprécier par nous-même, et à l'aide de nos
observations, la valeur qu'on doit attribuer au camphre
comme préventif du cantharidisme réno-vésical, jetons un
coup d'œil rapide sur ce qui a été dit sur cette question.

Il nous a été impossible de savoir d'une manière pré-
cise, à quelle époque remonte l'introduction dans la pratique, de cet agent comme préventif. Gronewœld est l'un
des premiers qui ait parlé de ses propriétés spécifiques. Il
l'associait à toutes les préparations cantharidiennes, qu'il
administrait soit à l'extérieur, soit à l'intérieur, et prétendait n'avoir jamais eu à se plaindre des accidents si redoutés, et qui surviennent d'une manière nécessaire chez les
malades quand on les prive de son emploi. Son livre, *De
tuto cantharidum issu*, contribua puissamment à propager
ses doctrines ; et l'on vit dès lors la plupart des praticiens,
accordant au nouvel agent toute leur confiance, convaincus
de son efficacité, user sans mesure du vésicatoire cantharidé, comme des autres préparations cantharidiennes. De
nombreux accidents furent la conséquence d'un pareil abus.
Gronewœld en fut rendu responsable, et un jury, composé
des médecins anglais les plus éminents, l'envoya expier sa
faute dans les prisons de l'État.

La réputation qu'avait acquise le camphre n'en continua pas moins, et la vogue dont il jouissait ne fit au contraire que s'accroître. Il fut expressément recommandé dans l'application des vésicatoires, et tout médecin qui, par négligence, ou peu soucieux de la recommandation, ne l'avait pas employé, courait le risque d'être jugé défavorablement par ses confrères, et taxé d'impéritie par ses malades.

Les choses en restèrent là pendant un certain temps.

Quelques praticiens même reprochant aux vésicatoires d'introduire dans l'économie des principes âcres et irritants, qui exaspéraient les symptômes morbides, en avaient totalement proscrit l'emploi dans leur pratique. Confiants désormais dans les vertus du camphre, ils ne redoutaient plus l'usage de ce révulsif et attribuaient à tort au camphre les avantages qu'il ne possédait pas.

D'autres vinrent enfin, qui faisant des faits une observation plus attentive, commencèrent par s'apercevoir, que les accidents tant redoutés étaient moins fréquents qu'on ne l'avait cru jusqu'alors, et réagissant fortement contre l'ancienne doctrine, ils contestèrent au camphre sa valeur préventive.

Cullen, l'un des premiers, avait semblé lui refuser cette propriété. L'on croit encore généralement, disait-il (Cullen, *Matière médicale*), que le camphre a la puissance de corriger l'acrimonie des cantharides. Nous n'opposerons pas à cette opinion les deux faits rapportés par le docteur Héberden, où le camphre parut augmenter la strangurie, parce que je dois considérer ces faits comme des cas rares, car, j'ai employé le camphre plus de cinquante fois, même à de grandes doses, sans jamais remarquer qu'il produisît le moindre effet sur les voies urinaires.

Plus tard, en 1834, Cazenave avançait qu'il n'est pas d'antidote connu, le camphre en particulier, qui puisse neutraliser les effets des cantharides.

Et voici ce qu'écrivait Guersant vers la même époque (*Art. camphre in Dict.* en 30 vol.). « Le camphre a été regardé comme une espèce de spécifique, dans l'ischurie et la strangurie qui reconnaissent pour cause l'irritation des cantharides. On a cru pendant longtemps pouvoir prévenir l'exaltation produite par ces insectes, en appliquant le camphre en poudre en même temps que les épispastiques. Mais cette méthode délaissée aujourd'hui par beaucoup de praticiens tend à disparaître de la pratique.

Il était autrefois fort ordinaire en Écosse, d'oindre l'emplâtre vésicatoire que l'on appliquait sur le dos, ou sur une autre partie d'huile camphrée, dans la vue de prévenir la strangurie, mais il y a déjà longtemps qu'on n'use plus de ce moyen, parce que l'on s'aperçut que, quand on laissait l'emplâtre pendant plus de douze heures, sans donner en même temps une grande quantité de boissons, les accidents, déjà mentionnés, survenaient chez la plupart des malades, malgré l'onction faite avec l'huile camphrée, et même quoiqu'on leur eût fait prendre le camphre à l'intérieur. Aujourd'hui les médecins écossais ne croient plus que ce médicament ait la vertu de corriger l'acrimonie des cantharides ; et pour prévenir la strangurie, ils font uniquement boire beaucoup d'émulsion de gomme arabique, ou bien ils ont la précaution de ne pas laisser trop longtemps l'emplâtre.

En Angleterre et en France, et dans une partie de l'Europe, on saupoudre encore les vésicatoires avec le camphre, mais cette substance s'agglomère par petites masses entre l'emplâtre et la peau, s'oppose d'une part à l'action des cantharides, dans les points où elle se trouve en grande quantité, et de l'autre n'est pas même absorbée, non-seulement parce qu'elle est à l'état solide, mais aussi parce que l'irritation produite par les cantharides s'oppose à l'absorption de la peau. »

L'impulsion était donnée, et Ratier de son côté (dans le *Dict. de médecine et de chirurgie pratique*) abordant l'étude des prétendues propriétés préventives du camphre, parlait ainsi : « Dans les maladies où cet agent a été employé, son action n'a rien de spécifique, c'est-à-dire, qui doive la faire préférer à celle que suscite tel autre médicament ayant des effets analogues. Il en est de même de cette sorte de vertu qu'il possède, de prévenir ou d'annuler l'action des insectes vésicants sur la vessie ; vertu sur laquelle, d'ailleurs, beaucoup d'avis contradictoires ont été exprimés sans qu'on se soit fait au préalable, la question par laquelle on aurait dû nécessairement commencer pour arriver à quelque chose de positif, savoir : si les cantharides agissent toujours sur la vessie, de quelque manière et à quelque dose qu'elles aient été employées ; car on ne peut pas conclure que le camphre ait prévenu les accidents qui leur sont propres, si ces dernières n'ont pas été administrées aux doses et dans les circonstances reconnues favorables au développement des phénomènes morbides. »

Or, dans l'application des vésicatoires il n'est personne qui ne sache que les accidents sont extrêmement rares, et surtout qu'il est plus rare encore de les voir arriver à un degré capable d'inspirer de l'inquiétude, à moins que les malades ne soient déjà atteints de quelque affection des voies urinaires.

Combien se trouvent restreints par là les cas dans lesquels on a pu expérimenter, avec quelque certitude, l'action préservatrice du camphre dont on a coutume de saupoudrer les vésicatoires, il est peu rationnel de penser que l'application simultanée du camphre et des cantharides, modifie l'action de ces dernières, et l'empêche de se diriger vers les organes qu'elle a coutume d'affecter.

Et sait-on, par exemple, quelle est celle des deux substances qui agit la première? Sait-on enfin quelle quantité de camphre est nécessaire pour balancer l'action irritante des cantharides?

En admettant même comme prouvé, ce qui est extrêmement contestable, c'est-à-dire que l'emploi du camphre ait amené la rareté des accidents, il faut tenir compte de ce qui a été fait dans le même but, et, par conséquent, n'accorder au camphre que sa part de bénéfice; attendu qu'il a toujours été précédé ou accompagné de médicaments émollients et d'émissions sanguines, auxquelles on peut, avec plus de raison, rapporter l'amélioration obtenue.

D'ailleurs, ceux qui le recommandent ne donnent-ils pas la mesure de la confiance qu'ils lui accordent, en ne le donnant que comme accessoire à des moyens qui, seuls, suffiraient pour amener la guérison?

La doctrine du camphre, comme préventif, est comme on le voit, vivement combattue par les auteurs précédents, l'on s'attendrait peut-être après cela, à la voir succomber sous de telles attaques ; il n'en est rien, et l'opinion favorable d'illustres praticiens vient lui apporter comme une nouvelle vigueur. Trousseau et Pidoux la recommandèrent comme une précaution excellente dans l'application des vésicatoires, précaution à laquelle tout homme de l'art ne saurait manquer sans préjudice pour ses malades.

Martin-Solon s'efforça de dissiper les craintes des médecins timides qui, redoutant l'emploi des cantharides à cause des accidents qu'elles provoquent, les proscrivaient totalement de leur pratique.

De quelque avantage, dit-il, que peuvent être les vésicatoires cantharidés, leur usage a été cependant condamné par beaucoup de médecins ; ils ne sauraient plus longtemps se priver d'un médicament si utile, car on évite ses funestes effets en saupoudrant le vésicatoire de poudre de camphre, ou en faisant des frictions camphrées sur la région vésicale.

Et voici enfin comment s'exprimait à ce sujet le professeur Béhier (Béhier, *Leçons cliniques*, 1864) : « Un bon moyen de prévenir les accidents du cantharidisme, c'est d'associer le camphre à l'emplâtre cantharidé. Vous faites alors exactement et abondamment camphrer la surface de votre vésicatoire ; or, vous savez que pour arriver à ce but, aucun moyen n'est meilleur que l'emploi d'une solution concentrée de camphre dans l'éther ; vous versez cette solution sur la surface de votre vésicatoire : l'éther s'évapore rapidement et laisse à la surface de l'onguent cantharidé une couche de camphre finement pulvérisée, et répartie assez également sur tous les points pour constituer une sorte de couche protectrice, absorbée aussi pour sa part dès l'abord. »

Son opinion souleva de nombreuses contradictions, entr'autres celles des docteurs Ameuille, Mercier, Perrin, etc., qui tout en préconisant le cantharidate alcalin, comme nous l'avons vu plus haut, refusaient au camphre toute valeur préventive. Enfin, Gubler, dont nous exposerons plus loin la manière de voir à ce sujet, sans nier absolument cette action du camphre après son administration par les voies digestives, considère comme irrationnel l'usage qui consistait à camphrer les vésicatoires.

Que se passe-t-il enfin de nos jours? Qu'est devenue cette antique pratique des préventifs du cantharidisme réno-vésical? Niée par la plupart des auteurs qui se sont occupés de la question, elle n'en est pas moins admise par un grand nombre de praticiens, et, disons-le bien vite, l'usage de camphrer les vésicatoires est certainement plus répandu qu'on ne le croit généralement. C'est rarement qu'il nous a été donné de voir l'application de vésicatoires au cantharidate de potasse; et c'est encore le camphre qui comme aux temps passés est le plus fréquemment employé pour prévenir les accidents.

CHAPITRE III

Quelles sont donc les raisons invoquées par ceux qui ont
toujours préconisé l'usage du camphre comme préventif?

A. — *Antagonisme du camphre et des cantharides.*

C'est comme jadis, cette sorte d'antagonisme qu'ils ont
cru remarquer entre cet agent et les cantharides; antagonisme, qui déjà contesté par Héberden, Scudéry, Cullen,
est encore assez habituellement admis. Or, de toutes les
questions qui entrent dans l'histoire thérapeutique du
camphre ou des cantharides, il n'en est peut-être pas qui
aient soulevé plus d'opinions contraires que ces prétendues
vertus aphrodisiaques de l'un, anaphrodisiaques de l'autre.

Il nous suffira de reproduire quelques opinions d'auteurs
compétents en la matière; elles nous montreront quel
sérieux fondement peut posséder une méthode qui ne
repose entièrement que sur un tissu de perpétuelles contradictions.

I. — *Vertus aphrodisiaques des cantharides.*

Nous avons vu Cullen contester énergiquement au camphre une valeur préventive, son refus n'est pas moins formel en ce qui concerne les propriétés aphrodisiaques des cantharides, il ne croit pas que ces insectes possèdent une vertu spécifique, qui consiste à aller par leur électivité propre, comme on l'avait toujours dit, stimuler l'appétit vénérien quand il est normal, le réveiller quand il est engourdi, et qui par l'excitation du désir, de l'organe local, et de la volupté, est de nature à exciter les fonctions génitales.

Après lui Schwilgué la met également en doute, et voici quelle est à ce sujet l'opinion de Chaumeton.

« Le règne animal, dit-il, *loco citato*, n'est pas aussi fécond que le règne végétal en substances aphrodisiaques. Mais par contre, il en fournit une qui surpasse en énergie toutes les autres. Personne n'ignore que les cantharides portent de préférence, et pour ainsi dire exclusivement leur action, sur les systèmes urinaire et génital, qu'elles stimulent, irritent, enflamment, selon la dose et le mode d'administration.

Les breuvages et les philtres amoureux, les diablotins d'Italie, en un mot toutes les préparations destinées à ranimer les organes de la reproduction, doivent aux cantharides leurs avantages et parfois leurs terribles dangers.

On frissonne en voyant la main des Grecs présenter la coupe empoisonnée pour assouvir une passion brutale. La mort prématurée de Lucrèce est attribuée par les biographes de ce poète célèbre, à un philtre amoureux qu'il avait reçu de sa chère Lucilia. Ambroise Paré raconte qu'une courtisane, ayant saupoudré de cantharides le mets qu'elle offrait à l'un de ses amants, cet infortuné fut pris d'un pria-

pisme violent et d'une hématurie telle qu'il en mourut.
Le même auteur cite l'exemple d'un abbé qui pour se montrer
preux chevalier de Vénus avala une dose de cantharides,
qui lui causa comme dans le cas précédent une hématurie
mortelle. On assure que l'excellent acteur Molé, désirant
prouver qu'il conservait au déclin de sa carrière, la vigueur
qui est l'attribut de la jeunesse, prit un breuvage dans lequel entraient les cantharides, et trouva la mort au milieu de
la jouissance qu'il cherchait. Il nous serait facile, dit-il
en terminant, d'ajouter à ce martyrologe, le nom de plusieurs libertins qui, malgré mes conseils, ont avalé la fatale
liqueur, expirant bientôt après dans les plus affreux tour-
ments. »

Dans les faits que nous venons de citer on peut aisément
se convaincre, que c'est plutôt en créant un état morbide,
qu'en excitant physiologiquement les fonctions génitales
qu'ont agi les cantharides administrées. C'est également
l'opinion de Ratier quand il dit : l'action irritante de la
cantharide sur un appareil voisin et dépendant de l'appareil génital en a certainement imposé aux observateurs témoins du priapisme violent qu'elle détermine. Mais c'est
une maladie plutôt que l'exercice normal et avantageux
d'une fonction ; et il est peu croyable que le coït exercé
sous l'influence de ce moyen ait des résultats favorables à
la population ; il en est des phénomènes morbides dévelop-
pés par l'ingestion des cantharides, comme de l'érection pénible provoquée sympathiquement par l'irritation de la
peau, qui recouvre la partie postérieure du bassin.

Alph. Devergie, reconnaît au contraire leurs propriétés
franchement aphrodisiaques. « Après leur injection, dit-il,

l'appétit vénérien est considérablement augmenté, et le besoin de l'éjaculation est tellement pressant que certains individus n'ont pas honte de se masturber en présence même de personnes qui leur sont étrangères, appelées pour leur donner des soins ; et l'on trouve dans les recueils anciens d'observations, des exemples d'individus qui ont sacrifié à Vénus plus de quatre-vingts fois dans une nuit.

Pereira, dans son *Traité de matières médicales*, admet aussi l'existence d'aphrodisiaques directs, la cantharide en particulier, et Fonsagrives qui partage entièrement ses opinions ne peut s'empêcher toutefois de faire à ce sujet ces judicieuses remarques : « Les vertus aphrodisiaques de la cantharide ont été signalées par un grand nombre d'auteurs très graves, et l'assertion que ce médicament ne peut provoquer autre chose que le priapisme douloureux ne saurait les infirmer.

N'est-il pas assez fréquent, en effet, de rencontrer des sujets chez lesquel, le désir et la sécrétion du sperme existent à l'état normal, et dont le pénis reste dans une sorte de flaccidité, d'érection incomplète, qui rend les rapprochements impossibles ou imparfaits. Si dans ces cas la cantharide vient à bout de cette insuffisance d'érectilité, et permet la copulation, pourquoi lui reprocher le titre d'aphrodisiaque. »

Cette propriété particulière admise et reconnue dans les circonstances précédentes, il explique comment on doit la comprendre en général : « Ce n'est plus une question, écrit-il, de savoir si la cantharide récèle ces dons puissants, à la volupté chers, qui ont été célébrés par le plus populaire de nos poëtes ; seulement ces effets sont contingents comme

ceux de tous les médicaments, qui s'adressent aux fonctions
nerveuses, et il est permis de penser que si des doses élevées
de cantharides produisent le précépisme convulsif et douloureux, des doses médiocres agissent à la fois et sur le désir
et sur l'érectilité du pénis, et il termine en refusant de placer
le satyriasis et la nymphomanie (plus rarement observée),
sous la dépendance d'une inflammation cantharidée de la
vessie et de l'urèthre.

D'habiles expérimentateurs se sont livrés sur des
animaux, des chiens en particulier, à des expériences nombreuses et intéressantes. Ils sont unanimes à reconnaître
aux cantharides cette propriété spécifique qui fait qu'elles
portent spécialement leur action sur les organes génitaux,
dont elles activent les fonctions génitales au point d'amener
dans la plupart des cas la mort des animaux mis en expérience.

Il est en beaucoup de pays une vieille coutume qui consiste à administrer aux étalons la poudre de cantharides,
dans le but de stimuler leurs fonctions génératrices.

Dans ces cas les auteurs n'ont pas fait la part assez
grande aux phénomènes inflammatoires qui atteignent primitivement les organes urinaires, et qui, en se propageant
aux organes générateurs, ne provoquent que secondaire-
ment cette excitation dont nous avons parlé.

Il serait utile, avant de conclure à la démonstration des
vertus vraiment aphrodisiaques de la cantharide, de savoir,
si la sécrétion spermatique, avec ses éléments constitutifs,
a été augmentée dans ces différents cas après leur administration.

Après l'énumération d'opinions si diverses, terminons en donnant celle de Gubler (Leçons de thérapeutique).

La médecine sérieuse et rationnelle doit absolument proscrire cet agent, du moins comme aphrodisiaque, il suffit de considérer ses effets physiologiques pour s'en convaincre : les cantharides une fois absorbées passent dans la circulation, puis s'éliminent par les reins qu'elles enflamment au point de rendre l'urine albumineuse, parfois même sanglante. Cette sécrétion acquiert ainsi des propriétés stimulantes et irritantes qui amènent une phlogose interne des voies urinaires, et par suite celle des organes génitaux. C'est seulement par l'entremise de cette irritation phlegmasique, que se produit l'érection sous l'influence des cantharides ; il n'y a en aucune façon dans ce phénomène accroissement de la puissance génitale, mais seulement une action comparable à celle que l'on remarque dans le cours d'une blennorrhagie aiguë, d'une chaude-pisse cordée.

II. — *Vertus anaphrodisiaques du camphre.*

Si nous passons maintenant à l'étude des propriétés anaphrodisiaques du camphre, la diversité d'opinions y est encore plus grande ; la contradiction s'y rencontre à chaque pas.

Tel auteur reconnaît à cet agent des propriétés anaphrodisiaques, tel autre assure lui avoir vu produire des effets opposés.

Quelques observations recueillies au hasard dans les auteurs le prouvent aisément.

Ainsi Scudéry soutient que le camphre est doué de vertus aphrodisiaques. Après une expérience qu'il fit sur lui-même avec 10 à 15 grains 50 à 75 centigrammes de camphre, il fut pris de phénomènes d'excitation très vive, qui firent place au bout de quatre heures à un sommeil profond pendant lequel il eut des rêves voluptueux, érections et pollutions. Cette expérience, pour être rendue plus concluante, fut répétée cinq fois par lui et à peu près dans les mêmes conditions, cinq fois i. obtint les mêmes effets. Le D' Gussioni, directeur du jardin de botanique de Milan, et le D' Pasquale de Rome et Mezzetti, secrétaire de la société de médecine, répétèrent sur eux-mêmes ces expériences et obtinrent des résultats identiques.

Des chiens mis en expérimentation par Scudéry furent trouvés à l'autopsie porteurs de traces d'inflammation violente des uretères du canal déférent et de l'urèthre.

Le professeur Wendt, de Breslau, cite le cas d'un vieillard âgé de 71 ans qui ayant avalé par mégarde 4 onces d'alcool camphré, fut pris de vifs symptômes d'empoisonnement ; entr'autres du côté des organes génitaux : sentiment d'ardeur violente, émission des urines douloureuse et difficile, le D' L. C. Gottfried Jary, de Leipsig, conclut d'expériences nombreuses faites sur lui-même, et sur presque tous les membres de la Société d'Expérimentation, que le camphre pris en substance à la dose de un demi-grain, jusqu'à 12, soit seul, soit mêlé à une petite quantité de sucre ou de magnésie, est un puissant stimulant des organes de la génération.

Qu'on nous permette enfin, parmi les cas les plus connus de reproduire ici, celui cité par Andral dans sa clini-

que médicale. Il s'agit d'un vieillard, entré à l'infirmerie
des Invalides, dans le dernier degré de débilité sénile ;
il reçoit un lavement camphré : Bientôt cet homme dont
les parties génitales étaient depuis longtemps frappées de
l'inertie la plus complète, éprouva une violente érection ;
et deux jours plus tard ayant pris une seconde dose de
camphre, administré de la même façon, il vit les phénomènes se reproduire avec une intensité non moins grande.

Ces faits sont, il est vrai, peu nombreux ; ils n'en existent pas moins, rapportés par des auteurs dignes de foi.
On ne saurait trop en tenir compte, dans l'appréciation de
cette propriété spécifique, accordée au camphre avec trop
de facilité peut-être.

Examinant les vertus anaphrodisiaques de cet agent,
nous voyons qu'elles lui ont été concédées dès la plus
haute antiquité.

Un vers célèbre de l'École de Salerne *(camphora per
nares castrat odore mares)* montre assez combien elles
étaient connues du vulgaire. Ce vers passa longtemps pour
un axiome, contre lequel nul praticien n'aurait osé s'ins-
crire, cependant comme s'il ne pouvait y avoir un seul
point de thérapeutique capable d'entraîner l'unanimité des
opinions, il s'en produisit de contraires ; et nous avons vu
Scudéry, Jury, Gussioni, attribuer au camphre des vertus
aphrodisiaques.

Depuis, les deux opinions ont été tour à tour prônées
par les uns, combattues par les autres ; et nous constatons
ici comme pour les cantharides la même contradiction, il
suffit de consulter les divers ouvrages de matière médicale.
Delioux de Savignac (dans article *Camphre* du *Dictionnaire*

encyclopédique) assure qu'il a réellement dans l'immense majorité des cas, une action élective sur les organes génitaux urinaires, plus prononcée chez l'homme, mais se manifestant aussi chez la femme : témoin ce cas remarquable, apaisement de fureur utérine par une dose de 4 grammes de camphre, cité par Alibert dans ses *Éléments de thérapeutique*. D'après cet auteur, il anesthésie le sens génital, et apaise les irritations morbides fixées sur ces organes ; de quelque manière qu'il ait été administré ou qu'il ait agi, les témoignages abondent en faveur de ce mode d'action.

Blache a vu un jeune pharmacien atteint pendant plusieurs jours d'une impuissance presque absolue, après être resté toute une journée exposé à l'odoration du camphre. Carquet raconte que des ouvriers employés au raffinage du camphre se sont plaints de l'anaphrodisie qu'il leur occasionnait, en amenant en outre une grande faiblesse dans les lombes et dans les membres inférieurs.

Guersent rapporte le cas d'une jeune jeune femme, habituellement fort ardente, qui ayant fait usage de pilules de camphre, éprouva dès lors un éloignement très prononcé pour le coït, et s'y étant livrée, ne ressentit, contre son ordinaire, aucune sensation voluptueuse.

Et Raspail faisant du camphre une panacée universelle, ne manque pas de lui accorder ces vertus spéciales sur les organes génitaux. Dans ce but, il recommandait de les envelopper de l'atmosphère de sa vapeur en en déposant une certaine quantité dans un suspensoir portant le scrotum et la racine du pénis.

Nous passons sur les cas plus ou moins authentiques, de guérison de nymphomanie, de manie puerpérale, rapportés par leurs observateurs. Quelques-uns ont prétendu trouver dans l'emploi de ce médicament, un moyen très puissant contre ses névroses, le plus souvent rebelles à tout traitement ; et nous arrivons de suite à l'opinion de Ratier dans la question qui nous occupe. Ces paroles résument parfaitement ce que nous avons dit à ce sujet.

« Il y a, dit-il, quelque chose de pénible dans un travail qui consiste dans un examen et une réfutation presque perpétuelle des opinions admises généralement ou par respect pour un nom illustre, et plus souvent encore par cette paresse naturelle à l'espèce humaine qui la porte à croire pour se dispenser d'étudier. »

Ces réflexions s'appliquent à ceux qui, d'après l'aphorisme de Salerne, considèrent le médicament qui nous occupe comme un anaphrodisiaque.

On a rapporté l'histoire d'individus, qui pour avoir respiré pendant un temps plus ou moins long les émanations du camphre rassemblé en grande quantité, sont devenus anaphrodites ; on parle aussi d'hommes qui après avoir usé de cette substance à l'intérieur ont éprouvé une abolition temporaire de l'appétit vénérien.

Mais, comment concilier ces faits avec des faits absolument opposés, rapportés par des auteurs également dignes de foi, notamment avec l'observation citée plus haut, de ce vieillard débile qui fut pris d'un priapisme violent après l'administration d'une dose de camphre. D'autres médecins ont vu ce médicament, administré en temps peu opportun, ou à des doses plus mesurées, augmenter les érections qu'il était destiné à combattre ou à prévenir. C'est en effet pour lutter contre les érections, symptôme si incommode chez

l'homme dans la blennorrhagie, qu'on a imaginé d'administrer le camphre et qu'on l'emploie le plus souvent. Il est
d'autant plus difficile d'apprécier son action dans cette cir-
constance, qu'il n'a jamais donné des succès que dans des
cas où il avait été précédé et accompagné d'un traitement
antiphlogistique, qui, comme on sait, est capable de calmer
à lui seul tous les symptômes de la maladie, et notamment
l'érection qui n'est jamais fréquente, chez un sujet astreint
à la diète et aux boissons émollientes. »

Que devient maintenant, après l'exposé de ces faits, ce
prétendu antagonisme du camphre et de la cantharide?
Quelle est cette vertu spécifique du camphre, qui va comme
par une électricité propre porter son action sur les organes
génito-urinaires et empêcher l'irritation de l'agent vésicant ?

Nous n'avons pas ici à parler des propriétés physiologiques de ces médicaments, pas plus qu'à faire l'histoire
complète de leur rôle dans la thérapeutique. Un pareil
travail serait trop au-dessus de nos forces, et dépasserait
du reste le but que nous nous sommes proposé. Nous
bornant simplement à relater les faits, nous nous contentons
d'en déduire les conséquences naturelles.

Nous établissons donc que rien n'est moins démontré
que cette vertu du camphre d'être essentiellement aphrodisiaque; parce qu'à côté d'observations nombreuses
appuyées des noms les plus autorisés, qui tendent à
proclamer hautement cette propriété, nous en trouvons
d'autres, non moins authentiques, dans lesquelles le camphre a produit des effets absolument contraires.

Pour ce qui est des propriétés aphrodisiaques de la
cantharide, le doute est au moins aussi grand.

En effet, dans la plupart des cas rapportés, où les cantharides ont été administrées, ce n'est pas en stimulant primitivement l'activité génitale, mais bien en créant un état pathologique grave qu'elles ont exercé leur action.

De plus, rien n'est moins incertain, que cette influence réciproque qu'exercent entre eux ces médicaments, par laquelle leurs effets se balancent et se neutralisent complètement.

Et nous concluons, qu'étant donné le peu de fondement des raisons qui devraient, en principe, justifier leur emploi simultané ou successif, la pratique qui consiste à camphrer les vésicatoires, ou à employer cet agent, sous diverses formes, dans le but de prévenir les accidents de cantharidisme, doit être complètement rejetée, et aller rejoindre la foule innombrable de préjugés, qui, surtout en médecine, ont régné en maîtres pendant de longues années, et n'ont disparu qu'avec peine et comme à regret, devant la puissance de la vérité.

Nous développerons dans le cours de ce travail, les motifs qui nous font parler ainsi.

B. — *Théorie de Gubler*.

Une autre théorie bien plus ingénieuse accordant au camphre un rôle spécial sur certains corps introduits avec lui dans l'organisme comme la salle, le garou, les cantharides, appartient à Gubler. Il l'explique en admettant que le camphre n'étant pas éliminé par l'urine, empêche ces substances de passer par les reins et d'irriter ainsi les canaux urinifères ; elle ne s'applique toutefois qu'aux préparations camphrées introduites par les voies digestives concurremment avec les corps cités plus haut.

Mais cette hypothèse est encore loin de donner l'explication de tous les faits, et se trouve parfois en opposition flagrante avec eux.

« Le camphre, dit Gubler, est assez généralement considéré comme un véritable spécifique anaphrodisiaque. On trouve des médecins qui croient nécessaire de le prescrire, en même temps que les médicaments capables d'exercer une action irritante de l'appareil génital contre les cantharides. Ce sont eux qui ont la pratique de camphrer les vésicatoires.

Le camphre est loin d'avoir, ainsi employé, toute la puissance qu'on veut bien dire. Quelle que soit, en effet, la dose ingérée par les voies digestives, il ne passe jamais dans les urines, il ne saurait donc localement contrebalancer l'influence irritante de la cantharide. Placé sur un vésicatoire il ne peut rien, mais donné par les voies digestives, il est possible qu'il jouisse d'une certaine efficacité justement parce qu'il ne passe point par le rein. Voici l'explication qu'en donne Gubler : Le camphre se trouvant dans l'organisme en présence de la cantharide, pourrait détourner cette substance de son émonctoire habituel, lui servir de conducteur, pour ainsi dire, et ne passant pas lui-même par le rein, s'opposer à ce que l'autre y passe.

Cette hypothèse trouve une confirmation dans l'exemple du fer qui ne passe jamais, comme on sait, par les glandes salivaires. Au contraire le brôme et l'iode s'éliminent normalement par ces glandes ; or ces métalloïdes s'ils se trouvent ingérés étant combinés au fer, l'entraînent avec eux et le forcent à passer dans les glandes salivaires qui se trouvent ainsi éliminer du fer que l'analyse décèle facilement dans la salive.

On doit donc admettre, pour les agents thérapeutiques, l'existence de corps vecteurs, c'est-à-dire, si l'on nous permet l'expression, de classes dirigeantes pouvant entraîner à leur suite d'autres substances. »

S'il en était réellement ainsi, il serait très rationnel de donner les préparations camphrées comme préventif.

Mais peut-on comparer l'action que le brôme et l'iode exercent sur le fer, et les modifications qu'ils lui font subir dans l'organisme, à celle que paraît exercer le camphre sur la cantharide ; de plus, les accidents de cantharidisme sur les organes génito-urinaires ne devraient plus être constatés chez des sujets à qui on aurait appliqué le vésicatoire concurremment avec les préparations camphrées. Il n'en est pas ainsi cependant.

Nous n'avons jamais, il est vrai, recherché la cantharide dans les urines après l'application de vésicatoires camphrés, ou suivis de l'ingestion de camphre par le rectum ; d'un autre côté les quelques fois où nous avons senti les urines d'individus placés dans ces mêmes conditions, nous n'avons jamais perçu l'odeur si caractéristique du camphre.

Ces cas, coïncidant avec l'absence des symptômes du cantharidisme, on pourrait jusqu'à un certain point attribuer au rôle du camphre le mérite de les avoir empêchés.

Mais que dire des observations dans lesquelles des accidents intenses se sont manifestés du côté des organes génito-urinaires, même après l'application d'une épaisse couche de camphre, ou de l'administration de ce médicament par le rectum?

Que devient, dans ces cas, le rôle protecteur du camphre? Son action dirigeante?

Si elle n'est pas complètement nulle, il faut tout au moins reconnaître qu'elle est impuissante à empêcher la cantharide de s'éliminer par les reins.

Donc, l'administration du camphre par les voies digestives, en vertu du rôle qu'on veut lui faire jouer, pas plus que son interposition sous forme de poudre entre la peau et le vésicatoire ne sont capables de prévenir la totalité des accidents.

CHAPITRE IV

OBSERVATIONS RECUEILLIES PAR NOUS, ET DÉDUCTIONS NATU-
RELLES QUI DÉCOULENT DE LEUR COMPRÉHENSION

Nous allons maintenant donner le résultat de nos recherches.

Elles portent sur un chiffre assez considérable : 237 cas
qui peuvent se répartir de la manière suivante : 130 vésicatoires ont été prescrits sur diverses régions du corps, sans
que leur application fût accompagnée de l'emploi du
camphre. 107 vésicatoires dont l'application a été suivie de
l'administration du camphre, soit en lavements, 29 cas ;
soit sous forme de poudre, interposée entre la peau et le
vésicatoire, 78 cas.

Anticipant peut-être sur nos conclusions, nous croyons
pouvoir dire :

1° Que cette prétendue vertu, qui ferait du camphre
comme un spécifique contre les accidents urinaires qui
suivent l'application d'un vésicatoire, a été singulièrement
exagérée.

2° Qu'elle ne peut être démontrée par des faits probants.

3° Que l'emploi de ce médicament, sous ces modes divers, sous forme de poudre en particulier, est complètement
inutile.

4° Enfin qu'il peut quelquefois avoir des inconvénients
et devenir nuisible aux malades.

I. — *Exagération de la valeur du camphre comme préventif.*

Elle nous paraît assez évidente par la rareté des accidents que nous avons pu constater.

En effet, sur la totalité de nos observations, nous n'avons pu seulement relever que dix-sept cas, dans lesquels les accidents de cantharidisme se sont manifestés avec des symptômes assez nets pour ne pas permettre le doute. De plus, quatre cas d'accidents légers seraient passés complètement inaperçus, si nous n'avions eu le soin d'interroger les malades ; de porter leur attention sur leurs fonctions urinaires, et si nous n'avions fait l'examen des urines. Ces dernières, soumises à la double épreuve de la chaleur et de l'acide nitrique, nous ont donné des quantités assez notables d'albumine. Sept fois les accidents se sont présentés à nous avec une extrême violence ; une fois entr'autres, la dysurie paraissait portée à ses dernières limites, et le malade ne rendait, à de courts intervalles, que de petites quantités d'urine fortement rougies par le sang. Mais jamais leur durée n'a dépassé plus de 36 heures après leur apparition, qui s'était montrée en moyenne 9 heures après l'application du vésicatoire.

Jamais, nous pouvons le dire, il ne nous a été donné d'assister au spectacle effrayant dont quelques auteurs ont tracé le tableau dans leurs observations.

Jamais nous n'avons vu ces quantités colossales d'albumine, ayant la forme de fausses membranes, pelotonnées, et dont la sortie pénible à travers le canal de l'urèthre, était comparée par Morel-Lavallée à un véritable accouchement. Mais un fait curieux nous a frappé quand nous avons voulu faire la part des accidents aux trois catégories de faits que nous avons primitivement établies.

11 cas de cantharidisme, 1/12 environ, dans leur nombre, il est vrai, nous remarquons les plus intenses, appartiennent à la première ; 8 cas, un peu plus de 1/10, par conséquent, appartiennent à la deuxième, à celle dans laquelle les vésicatoires appliqués ont été séparés de la peau par une couche de camphre ; 2 cas seulement dans la troisième, où les vésicatoires ont été suivis de l'administration du camphre en lavements.

Nous ne faisons, pour le moment, que rapporter ces proportions ; elles nous serviront un peu plus loin à démontrer, la deuxième et la troisième surtout de nos propositions, à savoir : l'inutilité de l'emploi du camphre dans l'application des vésicatoires.

En regard de ces chiffres, il serait peut-être utile de placer ceux de M. Landrieux, comme terme de comparaison : ses observations ne se rapportent qu'à la simple application des vésicatoires, non suivis ou accompagnés de l'emploi du camphre. Sur 176 vésicatoires, M. Landrieux, interne de Gubler à l'hôpital Beaujon, ne releva que 16 fois des accidents de cantharidisme, 1/11 des cas environ. Parmis les 16 cas observés, 4 ou 6 ne le furent qu'après un examen minutieux du malade.

Une pareille proportion, bien que supérieure à la nôtre, est tout de même extrèmement faible ; et disons-le, les accidents de cantharidisme sont loin d'être la règle comme le croient quelques médecins. Leur croyance qui les porte à user de tous les moyens pour les éviter est absolument erronée, et ne repose que sur de pures illusions.

II. — *La valeur primitive du camphre ne peut être démontrée par des faits probants.*

Où trouver, en effet, des cas dans lesquels l'action du camphre se soit montrée certaine, évidente ; où son efficacité ait été incontestable. Cela nous paraît impossible.

Nous invoquerons, comme dans la proposition précédente, la rareté absolue des accidents observés. Dans les 130 vésicatoires, dont l'application n'a pas été accompagnée de l'usage du camphre, 11 fois seulement des accidents ont été constatés.

En supposant que dans ces quelques cas, l'emploi du camphre eût été efficace, et qu'on eût pu lui attribuer le mérite de les avoir évités, que fût devenu son rôle dans les 119 cas, où l'absence du camphre a coïncidé avec l'absence d'accidents ? Il faut reconnaître qu'il eût été bien restreint, et son emploi superflu.

D'un autre côté, dans l'appréciation des accidents observés, on ne saurait négliger la part qu'on doit faire aux susceptibilités individuelles.

Susceptibilités passagères ou constantes qui font que certains malades semblent être toujours à l'abri des accidents.

Chez d'autres cette immunité n'est que momentanée, et on a vu après un premier vésicatoire, sans réaction sur les voies urinaires, ce retentissement se manifester au deuxième, ne plus reparaître au troisième, pour se remontrer encore plus tard.

Il en est encore chez qui l'application du vésicatoire ne produit toujours qu'une vésication difficile, d'une extrême lenteur, et cela n'importe dans quelle région du corps, et indépendamment de la durée de l'application et des dimensions du vésicatoire. Il est au contraire des sujets qui ne peuvent faire usage du vésicatoire, pour si petites que soient ses dimensions, sans que le rein n'en subisse aussitôt l'influence. Au point que s'il est rationnel d'admettre que les dimensions du vésicatoire ont sur la production et l'intensité de la néphrite une influence naturelle, si elle est généralement la conséquence de la largeur du vésicatoire, on ne peut avancer que l'exiguité du topique soit une garantie contre son développement.

Morel-Lavallée, à qui nous empruntons ces lignes, dans son mémoire, couronné par l'Académie de médecine, rapporte des cas dans lesquels les accidents de cantharidisme, se sont montrés à la suite de vésicatoires aussi petits qu'une pièce de 2 francs, une simple mouche ; ce qui révèle en même temps de la peau une singulière puissance d'absorption, et de la vessie une susceptibilité exceptionnelle.

Nous avons dans le nombre de nos observations rencontré deux cas à peu près analogues.

Le premier se rapporte à une jeune fille de 17 ans, atteinte de conjonctivite chronique. Plusieurs vésicatoires de dimensions fort étroites, comme une pièce de deux sous, furent successivement appliqués derrière les apophyses mastoïdes, gauche et droite ; deux d'entr'eux firent retentir leur action sur les voies urinaires ; et la malade manifesta des symptômes de cantharidisme, sans qu'il fut possible de connaître la cause.

Le second cas, nous l'avons observé chez une femme primipare, 27 ans, atteinte d'une névralgie sciatique gauche, à la suite de couches.

Elle avait déjà subi l'application de nombreux vésicatoires de dimensions diverses, sur les régions où se montrent d'habitude les points douloureux. Jamais elle n'avait témoigné les signes que produit sur les reins l'action irritante des cantharides, jusqu'au jour où une bandelette de toile vésicante de 4 centimètres sur 6 appliquée dans le creux proplité, provoqua chez elle des symptômes très-nets d'empoisonnement. Miction difficile ; émission de quelques gouttes d'urine accompagnée de vives douleurs dans le canal de l'urèthre et aux grandes lèvres.

Peut-on expliquer ces susceptibilités individuelles en admettant des impuretés dans la cantharide employée, une puissance d'action inconstante ? Cela serait que nous ne pourrions en aucune façon recourir à ces causes, puisqu'elles se retrouvent également dans tous les faits observés.

Du reste les préparations cantharidiennes qui ont été employées ont toujours été les mêmes : l'emplâtre vésicatoire du Codex ; refusant à dessein l'usage de ces vésicatoires spéciaux, fabriqués par quelques pharmaciens et renfermant pour la plupart le camphre dans leur composition.

Ne pouvant donc en donner une cause exacte, bornons-nous simplement à constater leur existence ; et tenons-en compte dans les questions qui nous occupent, en disant qu'elles contribuent puissamment à atténuer le rôle du camphre, si elles n'annulent totalement son efficacité.

III. — *L'usage du camphre dans l'application des vésicatoires est inutile.*

Cette proposition nous paraît presque suffisamment démontrée par les deux précédentes. Nous pouvons d'ailleurs recourir à l'appui des faits d'un autre ordre bien plus puissants, nous voulons parler des cas de cantharidisme observés après l'application de vésicatoires fortement saupoudrés de camphre. En voici un exemple :

Brunel Louis, entré à l'hôpital Saint-Éloi (Montpellier), salle Saint-Vincent, n° 27, le 22 novembre 1878. Cultivateur, 32 ans. Atteint de pneumonie qui occupe toute l'étendue du poumon gauche.

Nous fûmes chargé de lui appliquer un large vésicatoire de 16 centimètres sur 20, avec la recommandation formelle de le saupoudrer fortement de camphre, il fut posé à 11 heures du matin, et nous n'eûmes garde d'oublier la recommandation. A 5 heures du soir, au moment de la contre-visite, six heures après l'application, le malade se plaignit de douleurs vagues dans la région lombaire ; la région vésicale devenait sensible à la pression. Le lendemain, interrogé de nouveau à ce sujet, il nous dit avoir passé une nuit très-mauvaise. Réveillé à chaque instant, par le besoin d'uriner, et des épreintes violentes au périnée. Les mictions étaient fréquentes, peu abondantes, consistant dans l'émission douloureuse de quelques gouttes d'urine. Le malade ne recouvra un peu de calme que le matin, à la suite d'une émission abondante d'urine qu'il explique par l'ingestion d'environ deux litres de tisane pectorale.

L'examen des urines fut fait en deux reprises différentes : la première analyse porta sur les urines de la nuit, qui nous présentèrent de grandes quantités d'albumine ; la deuxième sur celles que le malade nous donna sur le champ, leur transparence fut à peine troublée par un léger nuage.

Nous ajouterons qu'après lui avoir demandé s'il avait autrefois présenté des phénomènes semblables à la suite de vésicatoires, il nous répondit qu'il n'avait jamais vu de pareils accidents se manifester, nous assurant d'ailleurs qu'il avait dans plusieurs circonstances subi l'application de vésicatoires camphrés et non camphrés.

Des faits de ce genre ne sont pas rares, et il n'est pas de médecin qui n'ait eu, dans le cours de sa pratique, l'occasion d'en enregistrer de nombreux.

Dans les diverses observations de cantharidisme rapportées par Morel-Lavallée, dans son mémoire, les vésicatoires qui l'avaient produit, étaient tous également camphrés. Il en est de même du cas fort remarquable de néphrite aiguë cantharidienne, observé chez un enfant par le Dr Blacher, et rapporté par lui dans la *France médicale* du 2 mars 1875.

En voici du reste quelques-uns de non moins remarquables, que nous a communiqués M. le docteur Paul Fabre de Commentry.

OBSERVATION I

A. J., 25 ans, atteint de bronchite aiguë, a subi l'action de quatre vésicatoires qui lui ont été appliqués : le 25 décembre 1878, le 11 janvier, le 30 janvier et le 25 février 1879 ; vésicatoires de dimensions moyennes de dix centimètres carrés, appliqués deux à la base du poumon droite, deux autres au niveau de l'omoplate à gauche. Tous les quatre furent fortement camphrés, ce qui n'empêcha pas les deux premiers d'exercer leur action irri tante sur les voies urinaires. Il est vrai de dire que l'application des deux derniers avait été suivie de l'administration de lavements émollients.

A. J. en était à sa première maladie et n'avait avant cette époque, reçu l'application d'aucun vésicatoire.

OBSERVATION II

François V. 27 ans, 1880, ancien soldat, rentré dans ses foyers vers le mois d'août de l'année 1878, a eu pendant son service une pleurésie chronique qui a nécessité l'emploi de plusieurs vésicatoires non suivis d'accidents.

Atteint de phtisie pulmonaire et soigné par le Dr Paul Fabre qui lui applique six vésicatoires en différents points de la poitrine. Ces vésicatoires n'étaient pas camphrés, jamais il ne se manifesta d'accidents. En 1879, il est soigné par un autre médecin qui lui fait appliquer à son tour des vésicatoires camphrés. Ces dernières fois l'application de chaque vésicatoire s'accompagna de néphrite plus ou moins intense, au point que le malade refusa absolument de s'en laisser poser de nouveau. En août 1880, il repasse dans la circonscription du Dr Paul Fabre qui lui prescrit deux vésicatoires non camphrés et non suivis d'accidents comme dans les cas précédents.

De pareils faits se passent de commentaires. En nous montrant, combien est grande la susceptibilité de certains sujets, ils nous font voir aussi l'inutilité du camphre dans les vésicatoires.

IV. — *L'emploi du camphre entraîne des inconvénients; il peut quelquefois devenir nuisible aux malades.*

Voici comment : 1° quand l'indication se présente d'appliquer un vésicatoire, l'effet qu'on veut en obtenir dépend essentiellement de la masse de cantharides mise en contact avec la peau (en négligeant toutes les conditions diverses qui peuvent favoriser ou entraver la vésication : contact incomplet, par exemple, etc.). Or si, comme il arrive le plus souvent, on interpose entre la peau et la matière vésicante une couche de camphre plus ou moins épaisse (il est des médecins qui la recommandent épaisse), on diminue d'autant la vésication. Il pourra se faire que dans certains cas le pouvoir vésicant soit diminué de moitié. On a vu des cas en effet (celui de M. Dusaut rapporté par Gubler) où les mêmes vésicatoires camphrés ont produit à leur deuxième application une très forte vésication, alors que la première avait été lente, incomplète, presque nulle.

L'interposition d'une couche de camphre peut à la rigueur prévenir des accidents du côté des reins si le sujet est susceptible ; mais ces accidents ne sont dans le cas présent qu'un fait secondaire ; on n'arriverait à les prévenir, qu'en privant les malades du bon effet d'une forte vésication ; ce qui peut, dans certaines circonstances, avoir pour lui de fâcheux résultats.

2° Sans exagérer la part qu'on doit faire aux susceptibilités individuelles, le médecin doit toujours en tenir compte et ne pas s'exposer aux accidents qui peuvent reconnaître pour cause l'emploi du camphre lui-même.

Il est des malades chez lesquels l'emploi du camphre, de quelque manière qu'il soit administré, produit toujours des accidents nerveux graves. Et dans les cas observés, où les symptômes de cantharidisme se sont manifestés après l'application de vésicatoires camphrés, ne doit-on pas quelquefois attribuer au camphre la cause de ces accidents qu'il devait prévenir ? Il est des cas, en effet, où cette action nocive du camphre s'est montrée d'une manière évidente. Rappelons, en passant, l'exemple cité plus haut, de ce militaire, récemment libéré, chez qui l'addition d'une couche de camphre en poudre sur les vésicatoires produisait toujours des accidents.

Voici encore une observation du Dᵣ Simonot (extraite de l'*Union médicale*, et lue devant la Société Médico-Pratique de Paris le 26 mai 1862), qui nous montre en même temps et la susceptibilité de certains sujets pour le camphre et son inutilité comme préventif.

Je me rappelle, dit M. Simonot, qu'il y a quelques années, je fus appelé à donner des soins à une jeune femme, chez laquelle on combattait, depuis plusieurs jours, des accidents nerveux graves, à l'aide de lavements camphrés dont la dose avait été successivement élevée à deux grammes. L'administration de chaque lavement était immédiatement suivie d'une surexcitation violente, avec conceptions délirantes caractérisées par une mimique et une loquacité constantes, en un mot une véritable ivresse, à laquelle succédait, au bout de deux à trois heures, une prostration profonde avec supersécrétion urinaire.

J'interrompis immédiatement le traitement, aussitôt l'exacerbation quotidienne disparue. Persuadé que j'avais à lutter contre les débuts d'une fièvre typhoïde, à forme nerveuse, je prescrivis les préparations aqueuses de quinquina et de valériane ; l'usage journalier de bains tièdes citronnés, et dans l'intervalle de fréquentes ablutions de même nature sur les membres. Les troubles nerveux s'amendèrent, mais les désordres typhiques persistèrent, et cinq semaines après, les révulsifs étaient ma seule ressource thérapeutique.

J'optai pour une série de vésicatoires volants, et appliquai le premier à une cuisse, après avoir enduit sa surface d'une légère couche de camphre, par son immersion dans une solution alcoolique saturée.

Deux heures après la malade sortait de l'état de collapsus profond où elle était depuis plusieurs jours, et les faits qui avaient succédé aux lavements se reproduisirent. Le vésicatoire enlevé, sa place lavée, la malade retomba dans le collapsus. Le surlendemain, nouvelle tentative à l'autre cuisse, même résultat. Je renonçai alors à tout usage du camphre, et n'en continuai pas moins l'application de nombreux vésicatoires volants jusqu'à la convalescence, sans qu'aucun accident cystique me mît dans l'obligation d'interrompre.

3° Il est enfin des conditions spéciales, où l'emploi du camphre devient pour le malade un véritable danger, et où le vésicatoire cantharidé camphré fait naître de sérieuses complications.

Un médecin traite un malade atteint de l'une des formes du mal de Bright; l'indication se présente d'appliquer un vésicatoire : une pneumonie, ou un épanchement pleurétique, par exemple. La contre-indication qui surgit est l'existence de la lésion rénale. Les praticiens qui ont pleine confiance dans l'efficacité préventive du camphre n'hésiteront pas à prescrire de larges vésicatoires, qui viendront par l'action irritante de la cantharide donner une impulsion nouvelle à la lésion antérieure.

Dans ces cas on ne devrait recourir au vésicatoire cantharidé, qu'avec une extrême prudence, entourer son application de toutes les précautions nécessaires ou mieux donner la préférence aux divers moyens de dérivation.

On ne sait jamais au juste jusqu'où s'étend la lésion rénale. La totalité des deux reins peut ne pas être toujours affectée ; tous les tubuli ne charrient pas nécessairement de l'albumine. Si donc on s'exposait par une confiance non méritée à provoquer l'inflammation cantharidique de la portion demeurée saine, on ajouterait maladroitement à la gravité d'un mal qui trop souvent déjà met l'existence du malade en péril.

Les faits de ce genre sont rares, ils le seraient moins, si ceux qui les observent voulaient, en toute franchise, les montrer au grand jour.

Parmi ceux portés à notre connaissance, en voici un dont nous pouvons garantir l'authenticité ; nous en avons nous-même pris l'observation.

Observation d'accidents urémiques légers, provoqués par l'application d'un vésicatoire camphré.

Raymond L..., 14 ans, convalescent d'une fièvre typhoïde, octobre 1979. Anémie très prononcée, œdème léger des membres inférieurs, assez marqué seulement sur la face dorsale des pieds. Urines peu abondantes, sédimenteuses ; leur analyse faite à diverses reprises, permet de constater la présence de faibles quantités d'albumine, signe de néphrite parenchymateuse, qu'il n'est pas rare de voir se développer à cette période de la fièvre typhoïde. La température oscille entre 36 et 38 degrés. Sommeil troublé par des rêves pénibles, délire tranquille, passager. Un épanchement se forme insidieusement dans la plèvre du côté gauche, la gène respiratoire augmente à chaque instant.

Un large vésicatoire de 15 centimètres carrés est prescrit; on répand dessus une couche de camphre en poudre fine, avant son application qui eut lieu à 9 heures du soir le 3 octobre. Le lendemain 4 octobre, nous revîmes le malade à 11 heures du matin; le vésicatoire, sur la recommandation du médecin traitant, avait dû être levé à 5 heures, et déjà les bons effets de sa vésication s'étaient fait sentir. Une belle ampoule était formée, la gène respiratoire avait beaucoup diminué, et le malade était fort tranquille.

Le soir du même jour, les symptômes de cantharidisme apparaissent subitement, il est pris de fréquents besoins d'uriner; mais la miction est à peu près impossible, et il ne rend que quelques gouttes d'urine colorées en rouge, en même temps il se plaint de vives douleurs dans la région lombaire du côté gauche.

Les urines soumises à l'analyse, après quelques instants de repos, donnent des flocons épais d'albumine, l'œdème des membres paraît avoir notablement augmenté, et le malade est en proie à une agitation extraordinaire; les muscles de la face sont contractés, et les membres supérieurs et inférieurs se livrent à des mouvements désordonnés. Ces symptômes d'urémie légère, provoqués par l'action irritante des cantharides, sont immédiatement traités par un lavement purgatif : eau 200 grammes, sel marin 60 grammes, et on fait boire au malade de grandes quantités de tisane de mauve.

A la suite d'évacuations abondantes les symptômes diminuèrent d'intensité et le lendemain 5 octobre, le calme était à peu près rétabli.

La convalescence à partir de ce jour se fit d'une manière rapide. Ayant eu l'occasion de revoir le malade le 7 novembre suivant, nous pûmes constater sa complète guérison.

CHAPITRE V

Les diverses manières sous lesquelles le camphre a été administré, dans le but de prévenir l'action irritante des cantharides sur les voies urinaires, sont nombreuses.

Chrestien de Montpellier (*Méthode Iatraleptique*) l'employait souvent en friction, soit dissous dans l'huile, soit délayé dans de la salive, à la dose de 8 à 12 grains de camphre pour chaque friction qu'il faisait répéter tous les jours à la partie interne des cuisses. Le camphre a été aussi employé sous forme de potion qu'on administrait au malade, aussitôt après l'application du vésicatoire cantharidé. Une manière assez usitée et recommandée par quelques médecins comme de beaucoup préférable aux autres, consiste à tremper le vésicatoire une fois préparé, et immédiatement avant de l'appliquer, dans une solution alcoolique saturée de camphre, ou bien encore d'arroser d'éther dans lequel on aurait préalablement dissous cet agent à saturation.

De toutes ces méthodes, celle qui a été la plus fréquemment mise en usage et qui est le plus habituellement employée encore aujourd'hui, consiste à répandre sur le vésicatoire une certaine quantité de camphre en poudre plus ou moins grossière.

On voit même des pharmaciens spécialistes préparer des vésicatoires dans lesquels le camphre se trouve incorporé dans la masse que doit constituer l'emplâtre vésicant.

Pour que le camphre dût réellement servir à quelque chose, il faudrait : 1° que son emploi ne nuisît pas à l'action vésicante qu'on veut obtenir ; 2° qu'elle s'opposât à l'absorption de la cantharidine.

Or, que se passe-t-il quand on étale à l'aide d'un pinceau une couche de solution éthérée sur la surface de l'emplâtre ? L'éther s'évapore, et le camphre est abandonné sous forme de particules très petites ; dans ce cas l'action locale vésicante est obtenue, mais l'absorption n'est nullement empêchée.

De même le camphre dissous ou incorporé dans la masse emplastique du vésicatoire empêche jusqu'à un certain point son action vésicante, ce qui est contraire au but qu'on se propose, mais n'a aucune action sur son absorption.

Nous avons vu combien est irrationnelle la pratique qui consiste à interposer le camphre ou tout autre corps entre la peau et le vésicatoire. Restent donc les lavements camphrés dont l'étude critique va nous arrêter un instant. Quelle valeur leur accorderons-nous dans la question qui nous occupe ?

Si nous envisageons dans les lavements camphrés, leur valeur préventive, et rien que cela, nous ne ferons que répéter ce que nous avons déjà dit au sujet du camphre en poudre. Pour nous, elle est absolument nulle.

Il nous paraît, toutefois, et c'est ce que nous avons observé dans les 29 cas où les lavements camphrés ont été appliqués, il nous paraît, disons-nous, qu'ils doivent dans une certaine mesure diminuer l'intensité des accidents.

Les lavements de camphre ont, en effet, certains avantages qui fait qu'on peut les employer avec succès, non-seulement et spécialement dans la néphrite cantharidienne, mais dans toutes les affections aiguës des voies urinaires, ils agissent non en vertu de leurs propriétés spécifiques, dont nous avons plus haut apprécié le mérite, mais en vertu de l'action sédative anti-spasmodique qu'ils exercent sur le système nerveux général.

Introduit à l'aide de lavements dans l'intestin rectum, le camphre y produit une sorte de constipation momentanée, due probablement à son action anesthésique, chose favorable à la tolérance du remède ; de plus par cette voie le camphre est absorbé à l'état gazeux. Son absorption est extrêmement rapide ; son action anti-spasmodique ne l'est pas moins, et l'on peut admettre, jusqu'à un certain point, que diminuant l'intensité des phénomènes dans les cas graves, il voile les cas légers qui sont les plus fréquents.

Nous serons donc moins sévère, pour les lavements camphrés que nous ne l'avons été pour le camphre en poudre. Loin de proscrire leur emploi, nous le conseillerons au contraire toutes les fois que l'indication se présentera de prescrire un vésicatoire, en recommandant de mesurer les doses avec le plus grand soin, de commencer par des quantités extrêmement faibles, de tâter la susceptibilité des malades.

Voici du reste le mode d'administration qui a été suivi, dans le cas où nous avons observé son emploi.

Deux premiers lavements étaient donnés à un quart

d'heure d'intervalle, au moment même de l'application du vésicatoire ; deux autres trois heures après. La formule employée était la suivante : camphre en poudre de 25 à 30 centigrammes, jamais au-delà ; le camphre était divisé par un jaune d'œuf ; et le tout étendu dans 500 gr. de décoction de guimauve.

CHAPITRE VI

DES MESURES PROPHYLACTIQUES, CAPABLES DE DIMINUER LE NOMBRE DES ACCIDENTS URINAIRES, QUI SUIVENT L'APPLICATION DU VÉSICATOIRE CANTHARIDÉ.

Nous voici presque arrivé à la fin de notre travail. Une interprétation exacte des faits nous a permis d'apprécier à leur juste valeur ces moyens tant vantés auxquels quelques médecins semblent accorder toute leur confiance. Ils sont loin de posséder cette efficacité qu'on leur attribue ; nous avons vu, au contraire, que leur puissance préventive est absolument nulle.

Qu'on ne nous accuse pas, toutefois, de vouloir proscrire de la pratique l'emploi du vésicatoire cantharidé. C'est un agent thérapeutique trop précieux, pour que nous voulions priver le malade de ses bons effets et le praticien d'un moyen énergique auquel il est si facile d'avoir recours.

Nous voudrions que son application fût entourée de certaines précautions qui, mieux que tous les préventifs, contribueraient à diminuer le nombre et l'intensité des accidents.

C'est l'exposé de ces mesures prophylactiques qui fera l'objet de ce chapitre.

Ces mesures, qu'on ne devrait jamais négliger dans l'application d'un vésicatoire, découlent tout naturellement des conditions qui favorisent l'absorption dans l'organisme du principe irritant.

I. — La première de ces conditions est assurément la prolongation du contact entre la peau et la matière vésicante. Pour prévenir ou atténuer l'action irritante sur les voies urinaires, qui en résulterait, il faut restreindre autant que possible la durée de l'application, et pour cela laisser au vésicatoire juste le temps de produire la vésication. Elle est d'habitude suffisante au bout de dix heures. A ce moment il sera bon d'enlever le vésicatoire sans attendre, comme on le fait souvent, que l'ampoule soit complètement formée ; on favoriserait sa formation par un cataplasme émollient, ou une bande de taffetas gommé.

Nous ajouterons qu'on doit abandonner l'ancienne pratique, qui consistait à laisser suppurer le vésicatoire pendant des semaines ; et ne se servir, pour leur entretien, qu'avec une extrême prudence, des pommades épispartiques cantharidées. Elles sont bien souvent la source d'accidents, alors que le vésicatoire n'avait absolument rien produit de fâcheux.

II. — Ne pas abuser des vésicatoires. Cette maxime réunit aujourd'hui l'opinion de tous les praticiens, il n'en était pas de même au siècle dernier. Si l'on consulte, en effet, les dissertations qui ont paru sur leur emploi, entr'autres celles de Hoffmann, de Vogel et le recueil de Barbett (Racolta di Scritti, medi. aparten. alla controv. de vesicatori, Venezia 1749), il ressort que sans être unanimes sur l'efficacité de son emploi, les vésicatoires étaient appliqués dans toutes les circonstances, dans un nombre infini de cas, aussi variables par la nature de la maladie, que par son siège, sa marche, sa gravité.

Nous avons vu Baglivi (*De usu et abusu vesicantium*) rapporter des cas, où des vésicatoires au nombre de quatre, quelquefois six, avaient été simultanément appliqués. L'usage successif est aussi très nuisible à l'intérêt des malades, quand l'intervalle qui sépare deux applications n'est pas assez considérable.

III. — Ne pas les prodiguer surtout chez les enfants, il peut en résulter des accidents très graves. Dans le relevé de nos observations, nous avons trouvé que la proportion des accidents est chez eux beaucoup plus considérable que chez les adultes. Cela tient peut-être à une plus grande finesse de la peau, à une circulation plus active, et par conséquent à une puissance d'absorption plus grande. Peut-être encore à une susceptibilité toute particulière de leurs reins, à un fonctionnement plus actif de ces organes.

IV. — Ne les donner chez eux qu'avec prudence, dans le cours ou le déclin des fièvres éruptives, de la rougeole qui les atteint de bonne heure. C'est dans cette maladie que nous avons observé deux cas de cantharidisme. Les accidents dans ces cas prennent une gravité extrême. Le Dr Blacher, *in France médicale* du 20 mars 1875, rapporte dans tous ses détails une observation de néphrite aiguë cantharidienne, comme cause d'accidents urémiques chez une fillette de quatre ans. Il s'élève fortement contre l'abus de vésicatoires dans ces cas, et recommande la plus grande prudence.

V. — Dans l'application des vésicatoires cantharidés, il faut tenir grand compte des idiosyncrasies. Respecter les susceptibilités individuelles, si remarquables quelquefois.

VI. — N'appliquer le vésicatoire que sur une peau parfaitement intacte.

M. Bouillaud prémunissait ses élèves contre la facilité avec laquelle se produisent les accidents de cantharidisme réno-vésical, à la faveur d'une surface portant des traces récentes de ventouses scarifiées. C'est en effet, offrir au principe toxique une voie tout ouverte, et malgré la statistique de Vernois, qui relève 29 cas d'accidents sur 70 après application sur peau saine, et une proportion moindre, 17 cas sur 65, sur des surfaces scarifiées, nous croyons qu'il faut dans ces circonstances et plus que jamais, apporter les plus grands soins dans l'application des vésicatoires.

Nous avons eu l'occasion d'appliquer trois vésicatoires, sur des surfaces qui avaient déjà reçu peu de temps auparavant des emplâtres de thapsia. Jamais nous n'avons constaté d'accidents.

VII. — Ne le prescrire qu'aux dernières limites, dans les cas où il existe déjà une lésion rénale. Nous avons dans un des chapitres précédents exposé tout au long les raisons qui nous font parler ainsi.

CONCLUSIONS

1° Les accidents de cantharidisme, observés à la suite de l'application de vésicatoires, sont d'une rareté extrême, et non comme on l'a cru pendant longtemps, et comme le croient encore quelques praticiens, la conséquence presque habituelle de chaque application.

2° C'est précisément cette croyance erronée qui permet de se rendre compte de la confiance illimitée accordée par leurs inventeurs à la plupart des moyens préventifs, et de la vogue plus ou moins grande dont ils ont joui à leur apparition dans la pratique.

3° Les modifications successives apportées dans la préparation des vésicatoires cantharidés peuvent être considérées, à juste titre, comme les plus rationnelles ; car elles ont contribué d'une manière certaine à la diminution des accidents.

Pour nous toutefois, il n'est actuellement de composition cantharidienne, pour si perfectionné que soit le mode de préparation, qui puisse mettre à l'abri de pareils accidents, ou les prévenir sûrement.

4° La méthode de Bretonneau, les préparations vésicantes aux cantharides alcalins, pas plus que les autres ne peuvent protéger les reins, contre l'action irritante des cantharides.

5° La doctrine qui fait du camphre comme un spécifique préservant des accidents de cantharidisme est inadmissible.

6° La pratique qui consiste à interposer une couche plus ou moins épaisse de camphre entre la peau et le vésicatoire est irrationnelle.

7° Les mesures prophylactiques, s'adressant spécialement aux causes de fréquence de la néphrite cantharidienne, contribuent à diminuer le nombres des accidents.

INDEX BIBLIOGRAPHIQUE

Louyer-Villermay. — Considérations sur l'emploi des vésicatoires et sur leur mode de préparation. Journ. génér. de
médecine, 1824, t. 50.

Chaumeton. — Art. Cantharides dans Dict. des sciences méd. 1813.

Alph. Devergie. — Dict. de médec. et de chirurgie pratiq. Arti-
cles camphre et cantharides.

Bessière. — Thèse de Paris sur vésicatoire (1831).

Mérat, 1831. — Dict. des sciences médicales. Art. vésicatoire.

Trousseau. — Traité de thérapeutique (t. I, page 442, 1841).
Bulletin de thérapeutique, tome XII, page 322.

Gubler. — Leçons de thérapeutique, 1874.

Ameuille. — Union médicale, 1862.

Grænveldt. — De tuto cantharidum usu.

Guersent. — Art. camphre, Dictionnaire en 30 vol.

Cullen. — Treatise of the materia médica. Edimburg, 1789.

Béhier. — Leçons cliniques, 1861.

Schwilgué. — Traité de matière médicale, Paris.

Pereira. — The elements of materia medica and therapeutica.
London, 1854.

Fonssagrives. — Dict. des sciences médicales. Art. anaphrodisie.

Scudéry. — Annali universali di medica.

Gubler. — Dictionnaire des sciences médicales. Art. cantharide.

Morel-Lavallée. — Cystite cantharidienne. In Archives géné-
rales de médecine, tom. 50, 1856.

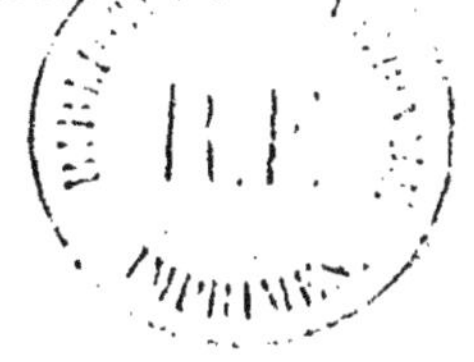

Imp. A. DERENNE, Mayenne. — Paris, boulevard Saint-Michel, 52.

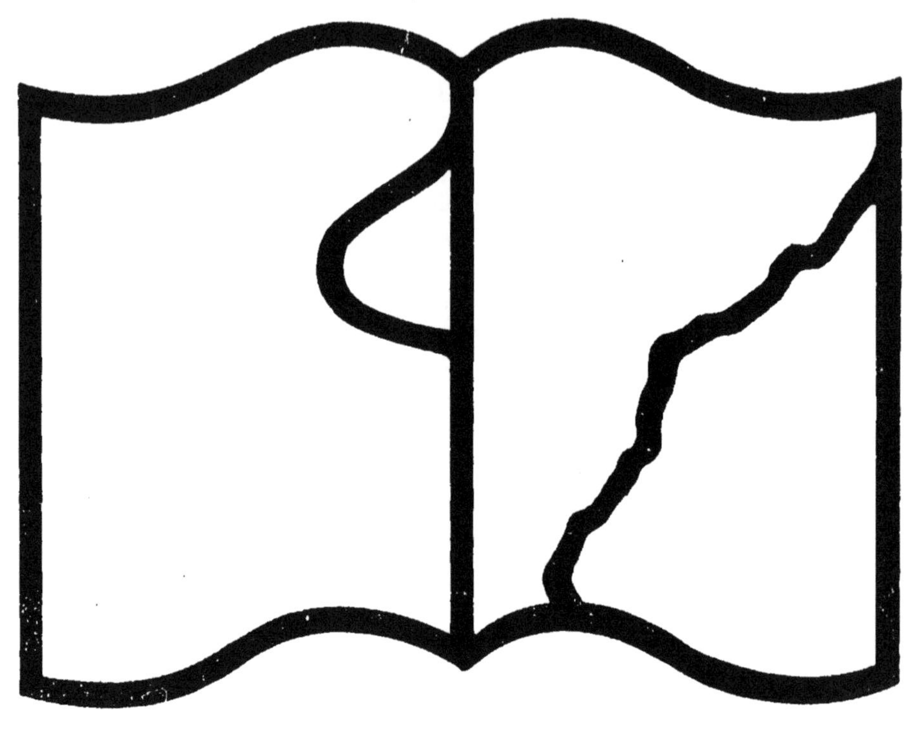

Texte détérioré — reliure défectueuse

NF Z 43-120-11

www.ingramcontent.com/pod-product-compliance
Ingram Content Group UK Ltd.
Pitfield, Milton Keynes, MK11 3LW, UK
UKHW020938120726
13693UKWH00003B/1395